Sirtfood Diät für berufstätige Frauen

Gesund abnehmen und effektiv Fett verbrennen mit dem magischen Sirtuin Enzym. Entdecken Sie 150 geniale Sirtfood Diät Rezepte inkl. Bonus: 4 Wochen Ernährungsplan

Silke von Dornbusch
www.healthylife-gesuenderleben.de
www.facebook.com/SilkevonDornbusch/

1. Auflage

Inhaltsverzeichnis

Einleitung

Sirtfood – die neue Trend-Diät. Die Zeit ist wieder gekommen und eine neue Diät erlebt gerade ihren großen Hype. Dazu maßgeblich beigetragen hat die britische Sängerin und Songwriterin Adele. Die fünfzehnfache Grammy-Gewinnerin zählt zu den begnadetsten Künstlerinnen unserer Zeit und hat mehr als 100 Millionen Tonträger verkauft.

In den Medien macht sie aktuell allerdings in erster Linie wegen ihrer Figur Schlagzeilen. Sie hat seit ihrer Trennung von ihrem Ehemann satte 45 Kilogramm verloren. Der Grund für den enormen Gewichtsverlust soll die sogenannte Sirtfood-Diät sein. Im Rahmen der Sirtfood-Diät gehören Nahrungsmittel, die bevorzugt verspeist werden sollten und dazu führen, dass der Körper vermehrt Sirtuin ausschüttet.

Was ist Sirtfood und Sirtuin überhaupt?

Doch was ist Sirtuin überhaupt und was steckt wirklich hinter dieser Sirtfood-Diät? Die beiden US-amerikanischen Ernährungswissenschaftler Aidan Goggins und Glen Metten entwickelten dieses Konzept, was auf einer Ernährung aufbaut, die die Herstellung des Enzyms Sirtuin im Körper fördern soll. Daher leitet sich auch der Name der Diät ab. Ähnlich wie bei der Low-Carb-Diät, setzt auch die Sirtfood-Diät auf Proteine, genauer gesagt auf ein ganz bestimmtes Protein, nämlich Sirtuin.

Sirtuin gehört zur Gruppe der Eiweiße und hilft beim Aufbau von Muskeln sowie bei der Verbrennung von Fett. Viele bezeichnen das Sirtuin-Protein auch als "Schlank-Gen" oder "Super-Protein".
Es lässt ordentlich die Pfunde purzeln und ist ein natürlicher Stoffwechsel-Booster. Und ob das schon nicht genug wäre, stärken Sirtuine das Immunsystem und schützen den Körper vor Krankheiten und Entzündungen. Darüber hinaus helfen sie dabei, Stress abzubauen, Heißhunger vorzubeugen und den Alterungsprozess zu verlangsamen. Ein wahres Super-Protein!

Damit der Körper den positiven Effekt dieser Enzyme genießen kann, müssen täglich sirtuinhaltige Lebensmittel und Gewürze konsumiert werden. Auf dem Speiseplan der Sirtfood-Diät stehen Lebensmittel wie Chili, Soja-Produkte, Olivenöl, Buchweizen, Garnelen, Blaubeeren, Erdbeeren, grüne Äpfel, Zitrusfrüchte, Walnüsse, Grünkohl, Kapern, Kurkuma, Petersilie, Ingwer, Sellerie, grüner Tee und Kaffee. Sogar Zartbitterschokolade (ab 85% Kakaogehalt) und Rotwein sind erlaubt, die im Rahmen vieler Ernährungstrends eigentlich verboten sind.

Ich lade dich ein, eine Diät auszuprobieren, die mal zur Abwechslung tatsächlich funktioniert! Es geht hier in erster Linie darum, mehr von den richtigen und weniger von den falschen Lebensmitteln zu essen. Ich habe im Laufe meines Lebens gefühlt alle Diäten ausprobiert, die es auf der Welt gibt: Manche liefen eine Zeit lang gut, andere waren vom ersten Tag an eine absolute Katastrophe und andere wiederum waren nach einigen Wochen so anstrengend und ermüdend, dass es schon vorprogrammiert war das Handtuch zu schmeißen. Ich weiß wie man sich fühlt, wenn man den Tag voller Enthusiasmus beginnt, sich bis zum Mittag mit einem Salat über Wasser hält, um dann am Abend kläglich zu scheitern und vor lauter Hunger den ganzen Kühlschrank zu plündern.

Ich habe die Erfahrung gemacht, dass es schwierig wird eine Diät lange durchzuhalten, wenn es nur um Kürzungen und Einschränkungen geht. Die Willenskraft stürzt über kurz oder lang ein, man fühlt sich wie ein Versager und fragt sich, ob man dafür einfach nicht geschaffen ist.

Doch dann versuchte ich es mit der Sirtfood-Diät und das war die 180-Grad Wende. Durch die „Sirtfoods" steigerte ich meinen Stoffwechsel und verwandelte Körperfett in Energie. So steigerte ich meinen Energiehaushalt und war über den Tag hinweg nicht mehr so müde. Ich nahm täglich 1-2 Kilo ab und mein äußeres Erscheinungsbild hinsichtlich meiner Haut und meiner Ausstrahlung haben sich enorm verbessert. Ich fühle mich einfach nur großartig!

Also worauf wartest du noch? Paleo-Diät und Low Carb waren gestern. In meinem Buch erhältst du einen einfachen und vollständigen Plan, Gewicht zu verlieren, deinen Körper zu vitalisieren und dich einfach nur gut zu fühlen! Dazu viele verschiedene leckere Rezepte, für ein leckeres Frühstück oder ein ausgewogenes Mittagessen. Da ist für jedermann etwas dabei.

Probiere es aus und lass dich inspirieren!
Ich wünsche dir viel Spaß dabei und guten Appetit!

Warum ich keine Bilder verwende

Um Verwirrungen aus dem Weg zu schaffen, möchte ich dir kurz erklären, warum ich mich dafür entschieden habe mein Buch ohne Bilder zu gestalten. Je mehr Bilder enthalten sind, desto teurer werden Kochbücher oder Bücher im Allgemeinen. Durch die farbigen Bilder entsteht eine entsprechend hohe Anzahl an Buchseiten, die die Druckkosten und somit den Gesamtpreis des Buches enorm in die Höhe steigen lässt. Selbstverständlich veranschaulichen Bilder die Gerichte und sorgen für Appetit und Lust aufs Kochen, jedoch sieht das Endergebnis selten so aus wie auf den Bildern. Die Erwartungshaltung steigt und das wiederum sorgt für Enttäuschung und die Motivation am Kochen geht verloren, was natürlich nicht passieren sollte. Bilder von perfekt servierten Gerichten sorgen nur dafür, dass ein Buch an Unhandlichkeit und Dicke zunimmt, was natürlich dann problematisch wird, wenn nicht genügend Platz in der Küche vorhanden ist.

Wie funktioniert die Sirtfood-Diät?

Bei der Diät kommt es nicht nur darauf an, was du isst, sondern auch wie viel. Erst die Kombination aus einer eingeschränkten Kalorienzufuhr und der Zufuhr von bestimmten Nahrungsmitteln, die besonders reich an Substanzen sind, welche die Aktivität der sogenannten Sirtuine erhöht, führt zu dem gewünschten Ergebnis.

Die Sirtfood-Diät besteht aus **3 Phasen:**

Phase 1:

Die erste Phase dauert 3 Tage und du beginnst mit einer täglichen Kalorienzufuhr von **1000 Kilokalorien** in Form von Säften oder Smoothies. Der Körper muss erst einmal entschlacken, um den Stoffwechsel auf die Ernährungsumstellung und den Gewichtsverlust vorzubereiten. Diese erste Phase sollte ca. drei Tage andauern. Säfte aus sirtuinhaltigen Lebensmitteln wie zum Beispiel Rucola, Äpfel, Sellerie oder Petersilie sowie eine zusätzliche Hauptmahlzeit stehen in Phase 1 ganz oben auf dem Speiseplan. Ein kleiner Snack ist auch vorgesehen, aber wichtig ist, dass du die **1000 Kilokalorien** am Tag nicht überschreitest. So könnte dein Ernährungsplan hierfür aussehen:

Tag 1				
Morgens	Mittags	Abends	Snack	Zusätzlich
Smoothie zB. Sellerie-smoothie 105 kcal	Scharfer Lachs 480kcal	Smoothie z.B. Oranger Ananas-Smoothie 132 kcal	Menti-Snack 119kcal	Smoothie z.B. Fruchtcocktail-Smoothie 132 kcal

Tag 2				
Morgens	Mittags	Abends	Snack	Zusätzlich
Smoothie zB.	Tropischer Gemüse-Salat	Smoothie z.B.	KiLiGra	-

Oranger-smoothie 142 kcal	360 kcal	Kiwi-Smoothie 363 kcal	213 kcal	

Tag 3				
Morgens	Mittags	Abends	Snack	Zusätzlich
Smoothie zB. Blauer Kokos-Smoothie	Pesto Mittag	Smoothie z.B. Kurkuma-Smoothie	Chili-Zitronen Oliven	Smoothie z.B. Roter Himbeer-Smoothie
186 kcal	464 kcal	76 kcal	110 kcal	176 kcal

Phase 2:

1500 Kilokalorien pro Tag prägen die zweite Phase der Sirtfood-Diät. In dieser Zeit werden jeweils zwei Säfte und zwei Hauptmahlzeiten aus sirtuinreichen Lebensmitteln verzehrt. Jedoch werden hierbei die "Wunder-Inhaltsstoffe" auch mit anderen "normalen" Lebensmitteln kombiniert, um den Körper somit wieder langsam daran zu gewöhnen. Diese Phase wird so lange durchgezogen, bis das Wunschgewicht erreicht ist.

Tag 4				
Morgens	Mittags	Abends	Snack	Zusätzlich
Strawberry-Smoothie	Sirt-Steaksalat	Wintergemüse-Suppe	Wrap mit geröstetem Huhn	Smoothies bis die 1500 kcal erreicht sind

85 kcal	441 kcal	289 kcal	und Pesto 404kcal	

Tag 5				
Morgens	Mittags	Abends	Snack	Zusätzlich
Frischer Süß-Sauer-Smoothie 38 kcal	Gebackene Süßkartoffeln mit Feta, Radies-chen und Kresse 563 kcal	Neptun salat 379kcal	Brie und Trauben salat BOX 378 kcal	Smoothies bis die 1500 kcal erreicht sind

Tag 6				
Morgens	Mittags	Abends	Snack	Zusätzlich
Rosa-Butter-milch-Smoothie 65 kcal	Quinoa-Mittag mit Hähn-chen 592kcal	Hohenzollern-pfanne 239 kcal	Nicht gekochte Falafel BOX 387 kcal	Smoothies bis die 1500 kcal erreicht sind

Tag 7				
Morgens	Mittags	Abends	Snack	Zusätzlich
Grüner Überrasch ungs-Smoothie 142 kcal	Tropischer Gemüse -Salat 480kcal	Eintopf mit grünem Gemüse 380 kcal	Knusprige frittierte Oliven 343 kcal	Smoothies bis die 1500 kcal erreicht sind

Phase 3:

Die dritte und letzte Phase der Sirtfood-Diät kann als eine nachhaltige Ernährungsumstellung angesehen werden und dient zum Stabilisieren des neuen Gewichts, um einen Jojo-Effekt zu vermeiden. Mit **1800 Kilokalorien** täglich soll dieses gefestigt werden. Hierbei gilt es zu beachten, nicht in alte Essensmuster zu verfallen und auf eine reichhaltige Eiweißaufnahme zu achten. Natürlich stehen auch hier weiterhin viele Sirtfoods ganz oben auf dem Speiseplan.

Tag 8				
Morgens	Mittags	Abends	Snack	Zusätzlich
Chia-Kokospudding mit Heidelbeeren 396 kcal	Salat a la Sirtuinfood 480 kcal	Fernöst-liches Curry 488 kcal	Grünkohl-Chips mit Erdnüssen 160 kcal	Smoothies bis die 1800 kcal erreicht sind

Zusammenfassend:

Die Sirtfood-Diät ist in drei Phasen aufgeteilt, in denen langsam die Kalorienzufuhr gesteigert wird. 1000 Kilokalorien in der ersten, 1500 in der zweiten und 1800 Kilokalorien in der dritten Phase.

Sirtfood-Liste: Lebensmittel die reich an Sirtuin sind

Die Anzahl der Lebensmittel, die reich an Sirtuin sind, ist recht überschaubar. Allerdings darfst du dich freuen, denn

Schokolade und Rotwein gehören dazu und stehen mit auf der der Sirtfood-Liste. Ja, du hast richtig gehört!

Ein kleinen Wermutstropfen gibt es jedoch: Die Schokolade muss einen Kakao-Anteil von mindestens 85% aufweisen. Also wenn du am liebsten weiße oder Milchschokolade isst, hast du schlechte Karten. Und auch, wenn Rotwein sirtuinhaltig ist, solltest du ihn nur in geringen Maßen trinken. Denn in ihm steckt nicht nur eine Menge Zucker. Zu viel Alkohol lähmt den Stoffwechsel und bremst den Fettabbau. Mehr als zwei Gläser pro Woche sollten es laut einer Studie nicht sein. Nichtsdestotrotz ist die Sirtfood-Diät sehr abwechslungsreich und vielseitig. Hier findest du eine Tabelle von Lebensmitteln, die einen hohen Gehalt des Enzyms Sirtuin in sich tragen.

Obst	• Himbeeren • Blaubeeren • Erdbeeren • Zitrusfrüchte • Äpfel • Blaue Trauben • Blaue Pflaumen • Brombeeren • Gojibeeren • Kumquats • Schwarze Johannisbeeren
	• Brokkoli • Sellerie • Rote Zwiebeln

Gemüse	• Rucola • Grünkohl • Chilis • Chicorée • Artischocken • Brunnenkresse • Endiviensalat • Pak Choi • Grüne Bohnen • Spargel • Schalotten • Ackerbohnen • Weiße Bohnen
Gewürze	• Knoblauch • Ingwer • Chili • Kurkuma • Zimt • Curry
Getränke	• Grüner Tee • Kaffee • Rotwein • Schwarzer Tee • Weiße Teesorten
Getreide, Nüsse und Saaten	• Buchweizen • Walnüsse • Quinoa • Vollkornmehl • Chia-Samen • Erdnüsse

	• Esskastanien • Pekannüsse • Pistazien • Sonnenblumenkerne
Kräuter	• Petersilie • Oregano • Basilikum • Dill • Salbei • Rosmarin • Thymian • Pfefferminze • Schnittlauch
Leckereien	• Dunkle Schokolade mind. 85% Kakaogehalt • Datteln • Kapern • Oliven • natives Olivenöl

Welche Lebensmittel sollen vermieden werden?

Prinzipiell gilt: Alle oben aufgeführten Lebensmittel, die reich an Sirtuinen sind, kannst du ohne Bedenken verzehren. Lebensmittel, die gänzlich frei von diesen Enzymen sind, wie beispielsweise Kartoffeln oder Nudeln, sollten nur als Kombination dienen und nicht Hauptbestandteil der Mahlzeit sein. Die Sirtfood-Diät ist ähnlich wie die Low Carb Diät aufgebaut, bei der Kohlenhydrate weitestgehend vermieden werden. Ab Phase 2 kann sicherlich ab und an eine größere Portion als Beilage verwendet werden, doch solltest du stets im Hinterkopf behalten, dass dies niemals Überhand nehmen sollte.

Alkohol gehört ebenfalls zu den Dingen, die gemieden werden sollten. Es gibt diesbezüglich eine Ausnahme, nämlich wie anfangs schon erwähnt, den Rotwein. Er kann offiziell im Rahmen der Sirtfood-Diät konsumiert werden. ABER: Wie bei allen Dingen im Leben sollte man es nicht übertreiben! Rotwein ist zwar reich an Sirtuinen, allerdings handelt es sich hier immernoch um Alkohol und zu viel Alkohol hätte wieder einen negativen Effekt.

Fast Food, Fertignahrung sowie stark zuckerhaltige Nahrungsmittel sollten auch gemieden werden. Allerdings gilt dies ja nicht nur für die Sirtfood-Diät, sondern für jedes Ernährungskonzept. Nach wie vor sind frisch zubereitete Gerichte mit frischen Zutaten am besten. Die Zutaten können auch getrocknet oder gefroren sein, denn bei schockgefrorenen Gemüse oder Obst bleiben die meisten Vitamine, Mineralien und Spurenelemente erhalten. Dies gilt auch für getrocknete Nahrungsmittel und Kräuter.

Vor -und Nachteile der Sirtfood-Diät

Wie bei jeder anderen Diät, gibt es auch bei der Sirftfood-Diät Vor -und Nachteile. Daher ist es ratsam, sich vor Beginn der Diät damit zu beschäftigen, um den Diät-Verlauf so erfolgreich wie möglich zu gestalten und nicht abzubrechen oder gar gesundheitliche Schäden davon zu tragen.

Vorteile:

- Sirtuinhaltige Lebensmittel sind in der Lage, den Stoffwechsel positiv zu beeinflussen und zu einer schnellen Umstellung zu verhelfen. Es erfolgt eine zunächst starke Wasserausscheidung, was zu einem relativ schnellen Gewichtsverlust führt. Folgen des erhöhten Stoffwechsels ist eine Umwandlung der Fettzellen sowie eine erhöhte Ausscheidung. Der Organismus wird grundlegend entgiftet und damit einhergehend sinkt das Körpergewicht. Ein verbesserter Stoffwechsel führt zu einem optimierten Immunsystem, was zu einem verbesserten Schutz vor Tumorbildung und anderen Krankheiten führt. Es wird davon ausgegangen, dass der optimierte Stoffwechsel das Leben um etliche Jahre verlängern kann.
- Neben den positiven Stoffwechselvorgängen unterstützen die sirtuinhaltigen Produkte den wie schon anfangs erwähnt den Muskelaufbau. Somit kann neben der Gewichtsabnahme bzw. dem Halten des Gewichtes auch ein intensives Körpertraining vollzogen werden.
- Bei der Sirtfood-Diät gibt es genau genommen keine Lebensmittel, die konkret verboten sind. Natürlich sind sirtuinreiche Nahrungsmittel zu bevorzugen, dennoch dürfen auch andere Produkte ab und zu und in kleinen Mengen verzehrt werden.
- Obwohl eine tägliche, maximale Kalorienmenge vorgesehen ist, brauchst du dir keine Sorgen um ein eintretendes Hungergefühl machen. Alle Gerichte, die mit diesen Lebensmitteln erstellt

werden können, machen wunderbar satt und mit einem guten Ernährungsplan, kann man die Diät problemlos einhalten.

- Während der Sirtfood-Diät schmilzt Speicherfett, das so genannte weiße Fett. Das Speicherfett wird durch das braune Fett ersetzt, doch handelt es sich bei diesem Fett um einen Energiefresser, der also zum Abnahmeeffekt beiträgt. Wird das Ernährungskonzept beibehalten, ist eine erneute Gewichtszunahme zwar nicht unmöglich, wird aber wesentlich langsamer von statten gehen und geringer ausfallen, als wir es nach Beendigung herkömmlicher Diäten gewohnt sind.

Nachteile:

- Die meisten Diäten sind bereits von renommierten Wissenschaftlern auf ihre Wirksamkeit überprüft worden. Man kann sich auf ihre Aussagen und Resultate stützen. Bei der Sirtfood-Diät stehen diese Resultate noch aus, da es bislang nur kleine Studien gab und diese noch keine stichhaltigen Beweise lieferten, die den wissenschaftlichen Standards entsprechen.

Ohne Fleiß kein Preis: Ergänzendes Sportprogramm

Die Sirtfood-Diät kann zwar eine schnelle Wirkung zeigen, doch wer seine Traumfigur auch behalten möchte, sollte neben der Diät auch Sport treiben und seine Ernährung auf Dauer umstellen. Darum ist auch Adele nicht herumgekommen. Mindestens 60 Minuten pro Tag soll die Sängerin mit Zirkeltraining und Pilates im Gym verbringen.

Für wen ist die Diät geeignet?

Wie jede Diät, ist auch die Sirtfood-Diät nicht für jedermann geeignet und du solltest dir im Klaren sein, dass man eine Diät „nicht mal eben im Spaziergang“ erledigt. Du musst dich intensiv mit dem Thema auseinandersetzen und eine Bereitschaft mitbringen, deine Essensgewohnheiten dauerhaft zu ändern.

Die Sirtfood-Diät eignet sich für:

- Menschen mit Durchhaltevermögen
- Menschen mit der Bereitschaft, sich Hintergrundwissen in Bezug auf Ernährung und Gesundheit anzueignen
- Menschen, die viel Wert darauf legen in Zukunft eine gesunde und ausgewogene Ernährung zu haben

Die Sirtfood-Diät ist ungeeignet für:

- Menschen, die mit einer kalorienreduzierten Ernährung nicht zurechtkommen
- Menschen, die auf einen hohen Kalorienwert angewiesen sind
- Menschen, die im Alltag keine Zeit haben, sich frische Mahlzeiten zuzubereiten, da ihnen schlicht die Zeit dafür fehlt

Ein paar Tipps bevor es losgeht für den Alltag

Ob wir nun von einer Ernährungsumstellung oder einer Diät sprechen, ist zunächst völlig egal – wir sprechen primär von einer Veränderung deiner bekannten Gewohnheiten. Das ist der Grund, warum es den meisten Menschen schwer fällt, eine Ernährungsumstellung durchzuziehen bzw. durchzuhalten. Das gilt nicht nur für die Sirtfood-Diät, sondern im allgemeinen. Entspannung ist ein wesentlicher Bestandteil der Sirtfood-Diät. In stressigen Situationen erfolgt die Ausschüttung des Hormons Cortisol, das gemeinsam mit Insulin den Blutzuckerspiegel anregt, und dazu führt, dass der Körper in Ruhephasen Heißhunger verspürt. Vor allem aufgrund der Kalorienreduktion, solltest du stressige Situationen im Alltag so gut es geht vermeiden. Kleine Aktivitäten zum Ausgleich, wie ein kleiner Spaziergang an der frischen Luft oder einfache Atemübungen können hierbei wahre Wunder wirken.

Die Rezepte

Hier möchte ich dir nun endlich die Rezepte vorstellen, welche deine Sirtfood-Diät sehr schmackhaft und vor allem abwechslungsreich machen wird. Man könnte meinen, die Sirtfood-Diät bietet wenig Abwechslung, doch weit gefehlt! Du wirst erstaunt sein, welche Variation und Vielfalt, in der Sirftfood-Diät steckt.

Die Rezepte sind so aufgegliedert, dass du nicht unbedingt an den bereits aufgezeigten Ernährungsplan gebunden bist, sondern dir deinen eigenen Ernährungsplan zusammenstellen kannst. Beachte bitte aber immer die Phase, in der du dich gerade befindest, denn du solltest die erlaubte Kalorienzufuhr nicht überschreiten. Sonst wir die Sirtfood-Diät nicht den gewünschten Erfolg bringen.

Die Rezepte findest zu folgenden Punkten:

- Smoothies
- Frühstück
- Mittagessen
- Abendessen
- Salate
- Snacks

Lerne ein ganz neues Lebensgefühl kennen und probiere dich durch die Rezepte. Du wirst sehen – Gewichtsverlust geht auch mit Genuss und ohne Verzicht!

Ich wünsche dir für das Nachkochen der Rezepte viel Erfolg und guten Appetit!

Smoothies

Pfirsich Smoothie

Zubereitungszeit: 8 Minuten

Portionen: 2

Kalorien pro Portion: 176 kcal

Zutaten:

- 1 Handvoll Spinat
- 1 Pfirsich
- 1 Orange
- ½ Tasse Magerjoghurt
- ½ Tasse Wasser
- 1 EL Chia-Samen
- 1 Prise Zimt

Zubereitung:

Alle Zutaten miteinander verrühren, bis die gewünschte Konsistenz erreicht wurde.

Evergreen Smoothie

Zubereitungszeit: 15 Minuten

Portionen: 1

Kalorien pro Portion: 350 kcal

Zutaten:

- 1 Handvoll Spinat alternativ: Feldsalat
- 1 Apfel mit Schale
- 1 Banane geschält

- 1/4 Avocado geschält, entkernt
- Saft von einer Orange
- 1 Daumenkuppe Ingwer mit Schale
- 200 ml Wasser

Zubereitung:

Zutaten waschen, ggf. schälen und klein schneiden.

Zuerst die weichen Zutaten wie Banane, Avocado oder Mango in den Mixbehälter geben. Anschließend die restlichen Zutaten hinzufügen.

Mit einem leistungsstarken Mixer etwa 1 Minute mixen, bis dein Smoothie eine einheitliche, cremige Konsistenz hat.

Gemüse Smoothie

Zubereitungszeit: 10 Minuten
Portionen: 2
Kalorien pro Portion: 89 kcal

Zutaten:

- 75 g Grühnkohl
- 30 g Rukola
- 5 g Petersilie
- 2-3 Stangen Sellerie
- ½ grüner Apfel

- 1 TL Zitronensaft
- 1 TL Matcha Tee

Zubereitung:

Alle Zutaten, bis auf Matcha Tee, miteinander verrühren, bis die gewünschte Konsistenz erreicht wurde.

Vor dem Servieren 1 TL Matcha Tee dazugeben und umrühren.

Zimtstern Smoothie

Zubereitungszeit: 15 Minuten
Portionen: 1
Kalorien pro Portion: 280 kcal

Zutaten:

- 2 Handvoll Postelein alternativ: Spinat
- 2 Orange geschält
- 1 Apfel mit Schale
- 1 Dattel Typ: Medjool, entsteint
- 1 Daumenkuppe Ingwer mit Schale
- 1 Prise Zimt
- 100 ml Wasser

Zubereitung:

Zutaten waschen, ggf. schälen und klein schneiden.

Zuerst die weichen Zutaten wie Banane, Avocado oder Mango in den Mixbehälter geben. Anschließend die restlichen Zutaten hinzufügen.

Mit einem leistungsstarken Mixer etwa 1 Minute mixen, bis Dein Smoothie eine einheitliche, cremige Konsistenz hat.

Grüntee Smoothie

Zubereitungszeit: 10 Minuten
Portionen: 3
Kalorien pro Portion: 187 kcal

Zutaten:

- 720 ml (3 Tassen) grüner Tee
- 15 g (3 Stück) frische Ingwerwurzel, geschält
- 450 g (2) Mangos
- 260 g Eiswürfel (2 Tassen)
- 2 TL Honig

Zubereitung:

Alle Zutaten in der angegebenen Reihenfolge in den Vitamix-Behälter geben und mit dem Deckel verschließen.

Mixer auf niedrigster Geschwindigkeitseinstellung einschalten und bis zur höchsten Stufe erhöhen.

40 bis 45 Sekunden lang mixen, Zutaten dabei mithilfe des Stößels in Richtung der Klingen schieben.

Grünkohl Johannisbeere Smoothie

Zubereitungszeit: 3 Minuten
Portionen: 2
Kalorien pro Portion: 86 kcal

Zutaten:

- 2 TL Honig
- 1 Tasse frisch zubereiteter grüner Tee
- 10 Grünkohlblätter, entstielt
- 1 reife Banane
- 40g schwarze Johannisbeere, gewaschen und entstielt
- 6 Eiswürfel

Zubereitung:

Den Honig in den warmen grünen Tee rühren, bis er sich aufgelöst hat. Alle Zutaten in einem Mixer zusammenschlagen, bis sie glatt sind. Sofort servieren.

Oranger Smoothie

Zubereitungszeit: 5 Minuten
Portionen: 2
Kalorien pro Portion: 142 kcal

Zutaten:

- 2 Orangen
- 1 kleine Grapefruit
- 200 ml Möhrensaft
- 80 g Magerquark (4 EL)
- 1 TL Rapsöl

Zubereitung:

Orangen und Grapefruit kräftig auspressen (sollten ca. 200 ml und 100 ml ergeben).

Orangen- und Grapefruitsaft mit Möhrensaft und Öl in ein hohes Rührgefäß schütten und mit dem Stabmixer glatt pürieren. Sofort kalt trinken.

Blauer Kokos Smoothie

Zubereitungszeit: 10 Minuten
Portionen: 2
Kalorien pro Portion: 186 kcal

Zutaten:

- 1 Banane
- 2 getrocknete Datteln (entsteint)
- 1 TL Kokosöl
- 150 g Blaubeeren
- 300 ml Mandeldrink (Mandelmilch)

- 1 Prise Zimt
- 2 TL Kokosraspel
- 3 Blätter frische Minze

Zubereitung:

Banane von der Schale entfernen und in Stücke zerschneiden. Datteln zweiteilen und den Kern herausnehmen,

Kokosöl gemeinsam mit Banane, Datteln, Blaubeeren, Mandelmilch, Zimt und Kokosraspeln in ein geeignetes Gefäß füllen und alles auf höchster Stufe glatt pürieren, bis der Smoothie die gewünschte Konsistenz annimmt.

Blauer Kokos Smoothie in 2 Gläser schenken und mit Kokosraspeln und Minze garniert genießen.

Granatapfel-Cranberry Smoothie

Zubereitungszeit: 10 Minuten
Portionen: 2
Kalorien pro Portion: 132 kcal

Zutaten:

- 200 g Joghurt (Natur 3,8%)
- 50 g Ananas roh
- 40 g Orange
- 50 g Banane
- 50ml Trinkwasser nach Bedarf
- 1 TL Zitronensaft frisch gepresst

- 1 TL Agavendicksaft nach Bedarf

Zubereitung:

Am Strunk des Granatapfels ein kleinförmiges Stück ausschneiden. Dann die Frucht über einer Schüssel mit etwas Druck vorsichtig in zwei Teile auseinanderbrechen, sodass die meisten Kerne aus der Schale fallen. Gegebenenfalls mit dünnen Gummi- oder Einweghandschuhen den Granatapfel bearbeiten, da der Saft sehr stark färbt.

Etwa 1 EL der Granatapfelkerne an die Seite stellen. Den Rest mit den Cranberrys und dem Joghurt in ein geeignetes Rührgefäß schütten und mit einem Pürierstab pürieren. Nach eigenem Geschmack mit etwas Süßstoff nachsüßen, die Milch und Eiswürfel unterrühren und nochmals kurz mit dem Pürierstab einmixen.

Auf 2 Gläser aufteilen und mit den restlichen Granatapfelkernen garniert servieren.

Oranger-Ananas Smoothie

Zubereitungszeit: 10 Minuten
Portionen: 2
Kalorien pro Portion: 142 kcal

Zutaten:

- 2 Orangen
- 1 kleine Grapefruit

- 200 ml Möhrensaft
- 80 g Magerquark (4 EL)
- 1 TL Rapsöl

Zubereitung:

Die Schale der Ananas großzügig abtrennen und das harte Mittelstück aus der Ananas lösen, dann in Stücke teilen. Orange aus der Schale lösen. Die Schale der Banane entfernen und grob in Stücke schneiden oder brechen.

Ananas, Orange und Banane mit Joghurt und Wasser in ein geeignetes Rührgefäß füllen und pürieren. Den Frucht Smoothie mit Zitronen- und Agavendicksaft nach eigener Vorliebe süßen und auf 2 Gläser aufteilen.

Kurkuma-Smoothie

Zubereitungszeit: 5 Minuten
Portionen: 1
Kalorien pro Portion: 76 kcal

Zutaten:

- 200 g Papaya
- 1 EL Limettensaft, frisch
- 1 TL Kurkuma Pulver
- 200 ml Leitungswasser

Zubereitung:

Papaya in zwei Hälften teilen und mit einem Löffel die Kerne aus dem Inneren lösen.

Fruchtfleisch der Papaya aus der Schale nehmen und in ein geeignetes Rührgefäß füllen. Limettensaft, Kurkuma und Wasser mit in das Rührgefäß geben und alles glatt pürieren. Papaya Smoothie in ein Glas schenken und umgehend genießen.

Grüner-Bananen Smoothie

Zubereitungszeit: 10 Minuten
Portionen: 1
Kalorien pro Portion: 261 kcal

Zutaten:

- 60 g Avocado frisch
- 30g Babyspinat frisch
- 70 g Banane
- 2 Datteln
- 100 ml Trinkwasser nach Bedarf

Zubereitung:

Avocado in zwei Teile schneiden und den Kern vom Fruchtfleisch lösen, dann das Fruchtfleisch aus der Schale löffeln und in ein geeignetes Rührgefäß füllen. Blattspinat abbrausen. Die Schale der Banane entfernen und in grobe Stücke zerbrechen.

Spinat, Banane und entsteinte Datteln zu der Avocado in das Rührgefäß zufügen. Alles mit dem Pürierstab pürieren, bei Bedarf noch etwas Wasser hinzugeben, bis die gewünschte Konsistenz erreicht ist. Den grünen Smoothie in ein Glas schenken und umgehend genießen.

Roter-Himbeere Smoothie

Zubereitungszeit: 5 Minuten
Portionen: 2
Kalorien pro Portion: 176 kcal

Zutaten:

- 125 g Himbeeren
- 50 g Joghurt (Natur 1,8%)
- 25 g Mandeln gemahlen
- 25 g Haferflocken
- 1 Stängel Minze
- 100 ml Sojadrink, Bio
- 200 ml Trinkwasser nach Bedarf

Zubereitung:

Himbeeren abbrausen und trocknen lassen. Die Minze abwaschen und die Blätter vom Stiel streifen. 4 Blättchen für die Garnitur bei Seite legen. Die restlichen Minzblätter mit den Himbeeren, dem Joghurt, den Mandeln und Haferflocken in ein geeignetes Rührgefäß geben.

Milch bzw. Nussdrink und 100 ml Wasser hinzufügen und alles glatt pürieren. Wenn der Smoothie noch zu dick ist, einfach noch etwas Wasser beifügen und nochmals mit dem Pürierstab vermengen.

Himbeer Smoothie in 2 Gläser schenken und ein wenig mit Haferflocken und Minzblättern angerichtet servieren.

Sellerie Smoothie

Zubereitungszeit: 10 Minuten
Portionen: 1
Kalorien pro Portion: 105 kcal

Zutaten:

- 1 Stange Blechsellerie (Stangensellerie), roh
- 1 Apfel
- 50 g Babyspinat frisch
- 1 Datteln
- 200 ml Trinkwasser nach Bedarf

Zubereitung:

Selleriestange, Apfel und Babyspinat abwaschen und abtropfen lassen. Selleriestange nochmals säubern und in grobe Stücke zerteilen. Äpfel in zwei Hälften schneiden, das

Kerngehäuse aus dem Apfel lösen und in grobe Stücke zerteilen.

Sellerie, Apfel, Spinat und die Dattel in ein geeignetes Rührgefäß geben, mit 200 ml Wasser auffüllen und glatt pürieren. Smoothie in ein Glas schenken und servieren.

Kiwi Smoothie

Zubereitungszeit: 5 Minuten
Portionen: 1
Kalorien pro Portion: 363 kcal

Zutaten:

- 1 Kiwi
- 10 g Cashewkerne
- 30 g Spinat
- ½ Avocado
- ½ Apfel
- 1 Stängel Minze
- 1 Spritzer Limettensaft, frisch gepresst
- 200 ml Wasser

Zubereitung:

Spinat, Apfel und Minze abwaschen und trocknen lassen. Das Kerngehäuse des Apfels ausschneiden und den Apfel in Stücke zerschneiden. Fruchtfleisch der Avocado aus der Schale lösen und klein würfeln. Kiwi der Länge nach teilen und mit einem Löffel das Fruchtfleisch aus der Schale holen.

Kiwi, Spinat, Apfel, Avocado, Minze, Limettensaft und Cashewkerne mit 200 ml Wasser in ein geeignetes Rührgefäß füllen und mit dem Pürierstab fein pürieren. Smoothie in ein Glas umfüllen und servieren.

Tropical Smoothie

Zubereitungszeit: 10 Minuten
Portionen: 2
Kalorien pro Portion: 189 kcal

Zutaten:

- 1 Avocado frisch
- 100 g Honigmelone
- 2 EL Kokosöl
- 2 Stängel Minze
- 100 ml Leitungswasser nach Bedarf

Zubereitung:

Avocado der Länge nach halbieren und das Fruchtfleisch mit einem Löffel aus der Schale herausnehmen. Melone von der Schale trennen und zusammen mit Avocado und Kokosöl in ein geeignetes Rührgefäß umfüllen.

Minze abwaschen, trockenklopfen und auch in den Rührbecher hinzugeben. Alles gut pürieren, nach Bedarf etwas Wasser zugeben und in einem Glas servieren.

Strawberry Smoothie

Zubereitungszeit: 10 Minuten

Portionen: 2

Kalorien pro Portion: 85 kcal

Zutaten:

- 150 g Erdbeeren
- 25 g Whey Protein Pulver Vanille
- 100 g Sojajoghurt
- 200 ml Trinkwasser

Zubereitung:

Erdbeeren säubern, putzen und den Kelchansatz entfernen.

Alle Zutaten in ein hohes Rührgefäß geben und glatt pürieren.

Smoothie in zwei Gläser schenken und gekühlt genießen.

Fruchtcocktail Smoothie

Zubereitungszeit: 10 Minuten

Portionen: 2

Kalorien pro Portion: 363 kcal

Zutaten:

- 1 Kiwi
- 10 g Cashewkerne
- 10 g Spinat
- ½ Avocado

- ½ Apfel
- 1 Stängel Minze
- 1 Spritzer Limettensaft, frisch gepresst
- 200 ml Wasser

Zubereitung:

Ananas, Orange und Banane mit Joghurt und Wasser in ein hohes Rührgefäß geben und glatt pürieren. Den Frucht Smoothie mit Zitronen- und Agavendicksaft nach Bedarf süßen und auf zwei Gläser aufteilen und umgehend genießen.

Grüner-Überraschungssmoothie

Zubereitungszeit: 5 Minuten
Portionen: 1
Kalorien pro Portion: 142 kcal

Zutaten:

- 10 g Cashewkerne
- 30 g Spinat
- ½ Avocado
- ½ Apfel
- 1 Stängel Minze
- 1 Spritzer Limettensaft, frisch gepresst
- 200 ml Wasser

Zubereitung:

Spinat, Apfel und Minze säubern und abtrocknen lassen. Das Kerngehäuse des Apfels herausnehmen und den Apfel in Stücke zerschneiden. Das Fruchtfleisch der Avocado aus der Schale löffeln und grob zerschneiden. Kiwi waagerecht halbieren und mit dem Löffel das Fruchtfleisch aus der Schale lösen.

Kiwi, Spinat, Apfel, Avocado, Minze, Limettensaft und Cashewkerne mit 200 ml Wasser in ein hohes Rührgefäß füllen und mit dem Pürierstab glatt pürieren. Smoothie in ein Glas schenken und servieren.

Rosa-Buttermilch Smoothie

Zubereitungszeit: 10 Minuten
Portionen: 2
Kalorien pro Portion: 65 kcal

Zutaten:

- 200 ml Buttermilch
- 200 ml Leitungswasser
- 60 g Himbeeren
- 5 ml Zitrone frisch gepresst
- 5 g gerieben Ingwer
- 2 TL Agavendicksaft
- 2 Stängel Minze

Zubereitung:

Himbeeren abwaschen. Buttermilch, Himbeeren, Zitronensaft und Agavendicksaft in ein geeignetes Rührgefäß geben und zu einem Brei mixen.

Ingwer mithilfe eines Löffels schälen und fein hobeln, anschließend zum Himbeerpüree beifügen. Mit Wasser angießen und gut vermixen. In zwei Gläser einschenken und mit etwas frischer Minze garnieren. Umgehend servieren und genießen.

Frischer-Süß-Sauer Smoothie

Zubereitungszeit: 15 Minuten
Portionen: 4
Kalorien pro Portion: 38 kcal

Zutaten:

- 300 g Erdbeeren
- 200 ml Wasser
- 100 ml Orangensaft, frisch gepresst
- 4 EL Joghurt, 3,8%
- Eis, Crushed Ice

Zubereitung:

Erdbeeren säubern, putzen und trocknen lassen. 4 - 6 Erdbeeren in klein würfeln und zur Seite geben. Minze säubern, trockenschütteln und leicht gegen die Küchenarbeitsplatte klopfen, damit bekommt die Minze ihr volles Aroma, anschließend die Blätter abstreifen.

Erdbeeren, Orangensaft und Wasser in ein hohes Rührgefäß geben und alles glatt mixen. Einige Minzblätter gemeinsam mit dem Eis auf 4 Gläser aufteilen und dann mit dem Smoothie aufgießen. Erdbeerwürfel und ein paar Minzblätter als Garnitur auf den Smoothie anrichten und sofort servieren.

Frühstück

Wassermelonensaft

Zubereitungszeit: 5 Minuten
Portionen: 1
Kalorien pro Portion: 126 kcal

Zutaten:

- ½ Gurke, geschält (falls gewünscht), halbiert und entkernt
- 20 g Grünkohlblätter, ohne Stängel
- 4 Minzblätter
- 250 g Wasser Melonenstücken

Zubereitung:

Alle Zutaten in einen Smoothie Maker oder Standmixer/Blender vermengen, bis die gewünschte Konsistenz erreicht ist. Danach servierbereit.

Schoko Müsli

Zubereitungszeit: 30 Minuten

Portionen: 8

Kalorien pro Portion: 244 kcal

Zutaten:

- 200 g Hafer
- 50 g Pekannüsse, grob gehackt
- 3 EL Olivenöl
- 20 g Butter
- 1 EL dunkelbrauner Zucker
- 2 EL Reismalzsirup
- 60 g dunkle Schokoladenstückchen (70 oder 85%)

Zubereitung:

Den Ofen auf 160 °C vorheizen. Ein großes Backblech mit Backpapier auslegen.
Den Hafer und die Pekannüsse in einer großen Schüssel mischen. In einer kleinen Antihaftpfanne Olivenöl, Butter, braunen Zucker und Reismalzsirup vorsichtig erhitzen, bis die Butter geschmolzen ist und sich der Zucker und der Sirup aufgelöst haben. Nicht kochen lassen. Den Sirup über den Hafer gießen und gründlich umrühren, bis der Hafer vollständig bedeckt ist.

Das Müsli über das Backblech verteilen, bis in die Ecken. Die Mischung nicht gleichmäßig verteilen, sondern mit Zwischenräumen verklumpen lassen. Im Ofen 20 Minuten backen, bis die Ränder gerade noch goldbraun sind. Aus dem Ofen nehmen und auf dem Blech vollständig auskühlen lassen.

Nach dem Abkühlen größere Klumpen auf dem Blech mit den Fingern aufbrechen und dann die Schokoladenstückchen untermischen. Das Müsli in eine luftdichte Form schöpfen oder in ein Glas füllen. Das Müsli ist mindestens zwei Wochen haltbar.

Johannisbeere und Haferstrudel

Zubereitungszeit: 10 Minuten
Portionen: 2
Kalorien pro Portion: 241 kcal

Zutaten:

- 100 g Johannisbeeren, gewaschen und entstielt
- 2 EL Streuzucker
- 100 ml Wasser
- 40 g Hafer

Zubereitung:

Die schwarzen Johannisbeeren, den Zucker und das Wasser in einen kleinen Topf geben und zum Kochen bringen. Die Hitze etwas reduzieren, dabei kräftig köcheln lassen und 5 Minuten weiterkochen. Die Hitze herunterdrehen und abkühlen lassen. Das Johannesbeeren-Kompott kann nun bis zur Verwendung gekühlt werden.

Den Joghurt und den Hafer in eine große Schüssel geben und umrühren. Das Johannesbeeren Kompott auf zwei Schüsseln verteilen und den Joghurt auf den Hafer darauf verteilen. Den Joghurt mit einem Cocktailstab durch das Kompott schwenken. Sofort servieren.

Thai-Spinat Suppe

Zubereitungszeit: 20 Minuten
Portionen: 4
Kalorien pro Portion: 228 kcal

Zutaten:

- 1 TL Olivenöl 2 Schalotten, geschält und gehackt
- ½ TL gemahlener Kreuzkümmel
- 1 Daumen (5 cm) frischer Ingwer, geschält und gerieben
- 1 Stange Zitronengras
- 1 rote Chili, auf Wunsch entkernt, gehackt
- Schale und Saft von 1 Limette (in heißem Wasser gewaschen, um zuerst das Wachs zu entfernen)
- 1 Liter gekochtes Wasser
- 400 g Kokosnussmilch aus der Dose
- 250 g frischer Spinat
- 1 EL grüne Thai-Curry-Paste
- 20 g Petersilie, Stängel verworfen und grob gehackt
- 20 g Koriander, Stängel verworfen und grob gehackt

Zubereitung:

Das Olivenöl in einem großen Topf leicht erhitzen und die Schalotten 5 Minuten lang braten, bis sie weich werden. Kreuzkümmel, frischen Ingwer, Zitronengras, Chili und Limettenschale hinzufügen. Durchrühren, dann das Wasser hinzugeben. Zum Kochen bringen, danach die Kokosmilch hinzufügen, wieder auf kleiner Flamme kochen und weitere 10 Minuten kochen lassen.

Den Spinat und die Currypaste hinzugeben und sanft köcheln lassen, bis der Spinat durchgekocht ist. Vom Herd nehmen und die Zitronengrasstange wegwerfen. Petersilie, Koriander und Limettensaft unterrühren.

Apfel-Pancakes mit Johannisbeeren-Kompott

Zubereitungszeit: 20 Minuten
Portionen: 4
Kalorien pro Portion: 337 kcal

Zutaten:

- 75 g Haferflocken
- 125 g Mehl
- 1 TL Backpulver
- 2 EL Streuzucker
- Prise Salz
- 2 Äpfel, geschält, entkernt und in kleine Stücke geschnitten
- 300 ml teilentrahmte Milch
- 2 Eiweiß
- 2 TL Olivenöl

Für das Kompott:

- 120 g schwarze Johannisbeeren, gewaschen und entstielt
- 2 EL Streuzucker
- 3 EL Wasser

Zubereitung:

Zuerst wird das Kompott hergestellt. Die schwarzen Johannisbeeren, den Zucker und das Wasser in eine kleine Pfanne geben. Auf kleiner Flamme für 10-15 Minuten kochen lassen.

Den Hafer, das Mehl, das Backpulver, den Streuzucker und das Salz in eine große Schüssel geben und gut vermischen. Den Apfel einrühren und dann die Milch nach und nach ein wenig unterrühren, bis eine glatte Masse entsteht. Das Eiweiß zu steifen Spitzen schlagen und dann unter den Pfannkuchenteig heben. Den Teig in einen Krug umfüllen.

Das Öl in einer antihaftbeschichteten Pfanne bei mittlerer bis hoher Hitze erhitzen und etwa ein Viertel des Teiges einfüllen. Auf beiden Seiten goldbraun braten. Herausnehmen und wiederholen um vier Pfannkuchen herzustellen. Die Pfannkuchen mit dem schwarzen Johannisbeerenkompott servieren.

Grüner Saft

Zubereitungszeit: 5 Minuten
Portionen: 1
Kalorien pro Portion: 206 kcal

Zutaten:

- 1/4 Avocado, geschält und in grobe Stückchen geschnitten
- 1 Kiwi, geschält und halbiert
- 100 ml frisch gepresster Apfelsaft
- 1/2 Birne, geschält und in grobe Stückchen geschnitten
- 30 g junger Spinat

Zubereitung:

Alle Zutaten in einem Smoothie Maker oder Standmixer/Blender vermengen, bis die gewünschte Konsistenz erreicht ist. Danach servierbereit.

Kurkuma Garnelen

Zubereitungszeit: 20 Minuten
Portionen: 2
Kalorien pro Portion: 414 kcal

Zutaten:

- 1 TL Olivenöl
- ½ TL Kreuzkümmel-Samen
- ½ Zimtstange
- 2 Nelken
- 1 Lorbeerblatt
- 1 kleine rote Zwiebel, gehackt

- 1 rote Paprika, entkernt und gehackt
- 2 Zehen Knoblauch, geschält und in dünne Scheiben geschnitten
- 1 rote oder grüne Chili, entkernt und in Scheiben geschnitten
- ½ Teelöffel mildes Chilipulver
- 1 TL Pfeffer
- 1 TL gemahlene Kurkuma
- ½ TL Salz
- 2 frische Tomaten, grob gehackt
- 60 g gefrorene Sojabohnen
- 1 EL Wasser
- 250 g gekochte Riesengarnelen (wenn sie eingefroren sind, vor dem Gebrauch gemäß der Packungsanleitung auftauen)
- 250 g Basmatireis, gekocht und abgekühlt
- 50 g Rukola

Zubereitung:

Das Öl in einer Bratpfanne mit breitem Deckel bei mittlerer Hitze erhitzen. Kreuzkümmel Samen, Zimtstangen, Nelken und Lorbeerblatt hinzufügen. 1 Minute braten, bevor die Zwiebel und der rote Pfeffer hinzugefügt werden. Umrühren, die Hitze auf niedrigere Stufe stellen und den Deckel auf die Pfanne legen. 5 Minuten kochen lassen.

Den Deckel von der Pfanne entfernen. Knoblauch, Chili, Chilipulver, Paprika, Kurkuma und Salz hinzufügen und eine weitere Minute braten. Die gehackten Tomaten, Sojabohnen und Wasser hinzufügen. Den Deckel wieder auf die Pfanne legen und 7 Minuten sanft kochen lassen.

Den Deckel von der Pfanne nehmen und Zimtstangen, Nelken und Lorbeerblatt entfernen. Die Garnelen und den Reis hinzufügen und 3-4 Minuten kochen lassen, bis sie erwärmt sind. Zum Schluss kurz vor dem servieren durch die Rukola rühren.

Sojaüberzogener Lachs

Zubereitungszeit: 15 Minuten
Portionen: 2
Kalorien pro Portion: 322 kcal

Zutaten:

- 2 EL Sojasauce
- 1 EL Balsamico-Essig
- ½ TL Chili-Flocken
- 1 kleiner Daumen (3 cm) frischer Ingwer, geschält & fein gerieben
- 1 EL Honig
- ½ Knoblauchzehe, geschält und zerkleinert
- 2 x 150 g Lachsfilet, mit Haut
- 1 TL Olivenöl

Zubereitung:

Soja, Balsamico, Chiliflocken, Ingwer, Honig und Knoblauch in eine breite Schüssel geben und mit einer Gabel verrühren, bis sich der Honig aufgelöst hat. Die Lachsfilets mit der Haut nach oben in die Schüssel legen und 2-3 Minuten ruhen lassen.

Das Öl in einer Pfanne bei mittlerer bis hoher Hitze erhitzen. Wenn es heiß ist, die Lachse mit der Hautseite nach oben in die Pfanne geben. 5-6 Minuten kochen lassen. Den Lachs umdrehen, so dass die Haut nach unten zeigt. Die Hitze auf niedrigere Temperaturen einstellen. Nach einer Minute (oder wenn die Hitze nachgelassen hat) die restliche Marinade um den Fisch gießen. Wenn die Marinade leicht sprudelt, weitere 5 Minuten kochen oder bis der Fisch gar ist. Mit der über den Fisch geträufelten Sauce servieren.

Omelett mit Ziegenkäse und Walnüssen

Zubereitungszeit: 50 Minuten
Portionen: 4
Kalorien pro Portion: 520 kcal

Zutaten:

- 2 rote Zwiebeln
- 1/2 Bund Lauchzwiebeln
- 1 Rolle (200 g) Ziegenweichkäse oder Camembert
- 8 Eier (Gr. M)
- 5 EL Schlagsahne oder Milch
- Salz
- Pfeffer
- 50 g Walnusskerne
- 3 TL Öl
- 4–6 TL Ahornsirup oder Tannenhonig

- 1 Prise Meersalz

Zubereitung:

Zwiebeln schälen und in Ringe schneiden. Lauchzwiebeln putzen, waschen und in Ringe scheiden. Ziegenkäse in 8 Scheiben schneiden. Eier und Sahne kräftig verquirlen, mit Salz und Pfeffer würzen.
Walnüsse in einer beschichteten Pfanne (ca. 14 cm Ø) ohne Fett rösten und herausnehmen. 1 TL Öl darin erhitzen, Zwiebeln und Lauchzwiebeln darin braten. Herausnehmen.

1/2 TL Öl in der Pfanne erhitzen. 1/4 Eiersahne darin bei schwacher Hitze zugedeckt ca. 5 Minuten stocken lassen. Herausnehmen. 1/4 Zwiebelmischung und 2 Scheiben Ziegenkäse auf einer Omeletthälfte verteilen, überklappen und warm stellen.

Auf die gleiche Weise aus den übrigen Zutaten 3 weitere Omeletts backen. Mit gerösteten Nüssen und Sirup anrichten.

Grünes Omelett

Zubereitungszeit: 10 Minuten
Portionen: 1
Kalorien pro Portion: 234 kcal

Zutaten:

- 1 TL Olivenöl
- 1 Schalotte, geschält und fein gehackt
- 2 Eier

- 20 g Rukola
- 10 g Petersilie, fein gehackt
- Salz und frisch gemahlener Pfeffer

Zubereitung:

In einer breiten Pfanne das Öl auf mittlerer bis niedriger Flamme erhitzen und die Schalotten 5 Minuten lang sanft braten. Die Hitze etwas aufdrehen und weitere 2 Minuten kochen lassen.

In einer Schüssel oder Tasse die Eier mit einer Gabel gut verrühren. Die Schalotten gleichmäßig in der Pfanne verteilen, bevor die Eier hinzugegeben werden. Die Pfanne leicht zu beide Seiten kippen, damit sich das Ei gleichmäßig verteilt. Das Omelett etwa eine Minute lang brutzeln lassen, bevor die Seiten des Omeletts angehoben werden und das flüssige Ei in den Boden der Pfanne rutschen kann. Rukola-Blätter und Petersilie sofort über streuen und großzügig mit Salz und Pfeffer würzen.

Wenn das Omelett zubereitet wird, ist die Oberseite des Omeletts noch weich, aber nicht flüssig, und der Boden wird braun. Auf einen Teller servieren und sofort verzehren.

Müsli mit Joghurt und Früchten

Zubereitungszeit: 45 Minuten

Portionen: 2

Kalorien pro Portion: 390 kcal

Zutaten:

- 200 g Joghurt, nach griechischer Art
- 50 g Erdbeeren
- 1 mittlere Kiwi
- 25 g Mandeln
- 25 g Erdnüsse
- 10 g Walnusskerne, frisch
- 10 g Sonnenblumenkerne
- 10 g Kokosmehl
- 1 Eiweiß, Hühnerei
- 1 TL Zucker Premium (finnisches Xylit)
- ½ TL Bourbon-Vanille, gemahlen
- 1 Prise Meersalz

Zubereitung:

Nüsse in der Moulinette zermalmen, aber nicht mahlen. Alternativ Nüsse mit einem geeigneten Messer grob hacken. Sonnenblumenkeren, Nüsse, Mehl, Zucker, Vanille, Salz und Eiweiß in eine Schüssel füllen und durchmischen.

Müsli-Mischung auf ein mit Backpapier ausgelegtes Backblech kleksen und ausbreiten. Müsli auf mittlerer Schiene im vorgeheizten Backofen bei 125 °C für 20 – 30 Minuten rösten. Zwischendurch zwei- bis dreimal das Blech herausnehmen und mit einem Löffel das Müsli verrühren, so dass es gleichmäßig goldgelb gart. Müsli dann abkühlen lassen und auf zwei Gläser aufteilen bzw. bis zum Verzehr luftdicht verschlossen aufbewahren. Kiwi abschälen und in Stücke schneiden. Erdbeeren abwaschen, abtropfen lassen und den Strunk herausschneiden, dann zweiteilen. Joghurt auf das Müsli setzen und die Früchte darauf dekorativ anrichten.

Pflaumen-Joghurt Bowl mit Kokos und Kakao Nibs

Zubereitungszeit: 10 Minuten
Portionen: 1
Kalorien pro Portion: 435 kcal

Zutaten:

- 200 g Joghurt, Natur 1,8%
- 100 g blaue Pflaumen
- 10 g Kakaonibs
- 10 g Erdnüsse
- 20 g Kokoschips, geröstet
- Agavendicksaft nach Bedarf

Zubereitung:

Pflaumen waschen, ein paar für das Topping zur Seite legen, den Rest zweiteilen und entsteinen. Die entsteinten Pflaumen mit dem Joghurt in ein hohes Rührgefäß geben und mit dem Pürierstab fein pürieren.

Je nach Süße der Pflaumen die Mischung noch mit Agavendicksaft süßen, dann in eine Schüssel geben. Erdnüsse grob hacken und mit den restlichen Pflaumen, Kakaonibs und Kokoschips auf der Pflaumen-Joghurt Bowl garnieren.

Gesunde Buchweizen Pancakes

Zubereitungszeit: 20 Minuten

Portionen: 8

Kalorien pro Portion: 102 kcal

Zutaten:

- 140 g Buchweizenmehl
- 1 TL Backpulver
- 1 Msp. Bourbon Vanille gemahlen (optional)
- Prise Salz
- 2 Große Eier
- 2 EL Kokosöl, geschmolzen
- 250 ml ungesüßte Mandelmilch (alternativ ungesüßte Reis-Kokosmilch)
- Kokosöl zum Einfetten der Pfanne

In einer großen Schüssel das Mehl, das Backpulver, die Vanille und das Salz vermischen. In einer anderen Schüssel die Eier, das geschmolzene Kokosöl und die Mandelmilch vermischen. Dann den flüssigen Mix über den trockenen Mix geben und gut vermischen.

In einer beschichteten Pfanne ein wenig Kokosöl auf mittlerer Stufe erhitzen. Dann einen Schlag Teig (ca. 50 ml pro Pancake) in die Mitte der Pfanne geben und durch Kreisen der Pfanne zu einer runden Pancake-Form verteilen. Den Pancake auf einer Seite backen, bis sie Blasen werfen (ca. 3 Minuten). Dann den Pancake wenden und auch die andere Seite goldbraun backen (ca. 1 Minute).

Zum Servieren Ahornsirup oder klein geschnittene Früchte darüber geben.

Limettencreme mit Pfirsich

Zubereitungszeit: 5 Minuten
Portionen: 2
Kalorien pro Portion: 201 kcal

Zutaten:

- 200 g Quark, Magerstufe
- 300 g Joghurt, Natur 1,8%
- 1 Limette frisch
- 120 g Pfirsich, gelb, frisch
- 1 TL Agavendicksaft

Zubereitung:

Limette heiß aufbrausen und abtrocknen. Mit der Reibe Limettenzesten abhobeln. Limette dann zweiteilen und eine Hälfte ausdrücken. Pfirsiche abwaschen und abtropfen lassen. Pfirsiche dann zweiteilen, Kern herauslösen und in Stücke schneiden.

Joghurt und Quark in eine Schüssel füllen und vermengen. Limettensaft und -zesten beifügen und einrühren. Limettencreme nach Bedarf mit Agavendicksaft zusätzlich süßen und in zwei Gläser geben. Pfirsichstücke auf die Limettencreme drapieren und servieren.

Griechischer Joghurt mit Chia und Heidelbeeren

Zubereitungszeit: 5 Minuten
Portionen: 1
Kalorien pro Portion: 297 kcal

Zutaten:

- 150 g griechischer Joghurt
- 50 g Heidelbeeren
- 2 EL Chia Samen
- ½ TL Agavendicksaft, optional

Zubereitung:

Griechischen Joghurt und Chia-Samen in eine Schüssel füllen und vermengen. Joghurt nach Belieben mit etwas Agavendicksaft versüßen.

Heidelbeeren abwaschen und im Sieb abtrocknen lassen. Joghurt in ein Glas oder eine Schüssel geben und Heidelbeeren darauf drapieren.

Matcha-Smoothie-Schale

Zubereitungszeit: 5 Minuten
Portionen: 1
Kalorien pro Portion: 495 kcal

Zutaten:

- 2 Bananen
- 300 g Baby-Spinat
- 250 ml Mandeldrink (Mandelmilch)
- 3 EL Ahornsirup
- 30 g Mandelmus (2 EL)
- 10 g Eiweißpulver (1 EL)
- 10 g Matcha-Teepulver (1 EL)
- 100 g Blaubeeren 40 g Granola

Zubereitung:

Bananen schälen und in grobe Stücke schneiden. Spinat waschen und trocken schleudern. Beides zusammen mit Mandeldrink, Ahornsirup, Mandelmus, Eiweißpulver und Matcha-Teepulver im Mixer cremig pürieren. Matcha-Smoothie-Schale in 2 Frühstücksschüsseln füllen.

Blaubeeren waschen. Matcha-Smoothie-Schale mit Granola und Beeren garnieren.

Sojajoghurt mit Fruchtsalat

Zubereitungszeit: 30 Minuten
Portionen: 2
Kalorien pro Portion: 145 kcal

Zutaten:

- 1 Birne
- 50 g Weintrauben

- 100 g Beeren (z. B. Heidelbeeren)
- 1/2 Limette
- 200 g Sojajoghurt (alternativ: Naturjoghurt 3,5 % Fett)
- 1 EL Leinsamen

Zubereitung:

Die Limettenhälfte auspressen. Die Birne waschen, entkernen und in kleine Stücke schneiden, dann in einer Schüssel, in der das gesamte Obst Platz hat, mit dem Limettensaft mischen.

Weintrauben waschen und halbieren. Die Beeren verlesen, waschen und gut abtropfen lassen. Alles behutsam unter die Birnen mischen.

Das Obst in Schüsseln geben, den Joghurt darauf geben. Mit Leinsamen bestreuen und servieren.

Chia-Kokospudding mit Himbeeren

Zubereitungszeit: 15 Minuten + 30 Minuten
Portionen: 2
Kalorien pro Portion: 396 kcal

Zutaten:

- 60 g Chia Samen
- 500 ml Kokosmilch (alternativ Mandel- oder Sojamilch)
- 150 g Himbeeren (frisch oder TK)

- Kiwi
- 2 – 3 Stängel frische Minze
- 1 TL Agavendicksaft

Zubereitung:

Himbeeren abwaschen und etwa 2/3 davon mit dem Pürierstab pürieren. Chia-Samen in die Milch füllen und solange mischen, bis keine Klümpchen mehr zu erkennen sind. Himbeerpüree und Agavendicksaft zum Chia-Pudding füllen und gut verquirlen.

Chia-Pudding mindestens 30 Minuten, besser über Nacht im Kühlschrank, ausquellen lassen. Kiwi abschälen und in Stücke schneiden. Minze kacken und mit der Kiwi durchmischen. Früchte auf den Chia-Pudding anrichten und mit Minzblättern garnieren.

Pflaumen-Joghurt

Zubereitungszeit: 10 Minuten + 10 Minuten
Portionen: 2
Kalorien pro Portion: 258 kcal

Zutaten:

- ½ Zitrone
- 200 g Bananen (1 Banane)
- 100 g blaue Pflaumen
- 20 g Walnusskerne (1 gehäufter EL)

- 1 TL Sesamöl
- 2 TL flüssiger Honig
- 300 g Joghurt (1,5% Fett)
- 1 TL gemahlener Anis

Zubereitung:

Zitronenhälfte ausdrücken und auspressen. Banane aus der Schale nehmen, in Scheiben zerschneiden und mit 1 TL Zitronensaft benetzen. Pflaumen schälen, entkernen und das weiche Fruchtfleisch in Stücke schneiden. Walnüsse grob hacken.

In einer beschichteten Pfanne das Sesamöl langsam heiß werden lassen. Pflaumen und Banane darin etwa 1 Minute bei mittlerer Hitze durchbraten, dabei durchrühren. Anschließend auf 2 kleinen Schüsseln aufteilen und 5-10 Minuten auskühlen lassen.

Honig, Joghurt und Anis verquirlen. Über das abgekühlte Obst träufeln. Gehakte Walnüsse darüber anrichten und servieren.

Beeren-Bowl

Zubereitungszeit: 20 Minuten
Portionen: 4
Kalorien pro Portion: 393 kcal

Zutaten:

- 600 g Beeren (Himbeeren, Heidelbeeren, Brombeeren)
- 300 g kleine Bananen (2 kleine Bananen)
- 30 g Acai Pulver
- 600 g Joghurtalternative aus Soja
- 200 ml Mandeldrink (Mandelmilch)
- 30 g heller Sesam (2 EL)
- 30 g Erdnüsse
- 30 g Sonnenblumenkerne (2 EL)
- 30 g Kürbiskerne (2 EL)

Zubereitung:

Beeren abbrausen, verlesen und abtropfen lassen, je 50 g Heidelbeeren und Brombeeren an die Seite stellen. Bananen aus der Schale holen, in Stücke brechen und mit Beeren, Acai-Pulver, Joghurtalternative und Mandeldrink zu einer homogenen Masse pürieren. Smoothie in 4 Bowls füllen.

Für das Drapieren in einer heißen Pfanne Sesam mit Erdnüssen, Sonnenblumen- und Kürbiskernen bei mittlerer Temperatur anrösten. Anschließend 3 Minuten zur Seite stellen und auskühlen lassen. Bowls mit gerösteten Samen, Nüssen und Kernen, sowie restlichen Heidel- und Brombeeren drapieren und servieren.

Quinoa zum Frühstück

Zubereitungszeit: 20 Minuten

Portionen: 2

Kalorien pro Portion: 335 kcal

Zutaten:

- 100 g Quinoa
- 300 ml Milch oder Wasser
- 2 Handvoll Obst (Erdbeeren, Himbeeren, Brombeeren)
- 2 EL Erdnüsse
- Honig nach Belieben

Zubereitung:

Die Quinoa in einem Sieb so lange mit kaltem Wasser auswaschen, bis dieser klar ist. Die Milch zum kochen bringen und die Quinoa hineingeben. Nun zugedeckt bei niedriger Temperatur etwa 15 Minuten einkochen lassen, bis die Körner weich sind, zwischendurch gelegentlich umrühren.

In der Zwischenzeit das Obst abwaschen, gegebenenfalls den Strunk entfernen und in mundgerechte Stücke teilen. Quinoa vom Herd stellen, umrühren und für weitere 5 Minuten ruhen lassen. Das fertige Getreide auf zwei Schüsseln aufteilen, das Obst und die Erdnüsse darauf dekorativ anrichten und mit Honig beträufeln.

Chia-Pudding mit Beeren-Extra

Zubereitungszeit: 20 Minuten + 12 Stunden
Portionen: 4
Kalorien pro Portion: 128 kcal

Zutaten:

- ½ Vanilleschote
- 400 ml Mandeldrink
- 30 g Chiasamen (4 EL)
- 1 Prise gemahlener Kardamom
- 250 g Erdbeeren
- 1 Banane
- 1 EL Ahornsirup

Zubereitung:

Vanilleschote längs halbieren und Vanillemark mit einem Messer aus der Schote kratzen. Mandeldrink, Chiasamen, Vanillemark und Kardamom verquirlen und etwa 20 Minuten ruhen lassen.

Chia-Pudding in 4 Gläser füllen und abgedeckt für 12 Stunden, optimal über Nacht, in den Kühlschrank stellen zum Ausquellen. Danach Erdbeeren abwaschen und abtropfen lassen. Banane aus der Schale nehmen und in mundgerechte Scheiben schneiden. Beides mit Ahornsirup vermischen und auf die Chia-Puddings verteilen.

Guten-Morgen-Quark

Zubereitungszeit: 10 Minuten
Portionen: 1
Kalorien pro Portion: 235 kcal

Zutaten:

- 150 g Quark, Magerstufe
- 50 g frisch oder tiefgekühlte Erdbeeren
- 30 g Heidelbeeren
- 40 g Banane
- 1 TL Kokosraspeln
- 1 TL Goji Beeren
- 1 TL Leinsamen
- Agavendicksaft nach Bedarf

Zubereitung:

Erdbeeren und Quark in ein geeignetes Rührgefäß füllen und mit dem Pürierstab zu einer homogenen Masse pürieren. Frucht-Quark nach persönlichem Geschmack mit Agavendicksaft oder einem anderen Süßungsmittel nachsüßen.

Heidelbeeren abwaschen und abtrocknen lassen. Banane aus der Schale nehmen und in mundgerechte Scheiben schneiden. Erdbeer-Quark in eine Schüssel füllen und darauf die Heidelbeeren, Bananenscheiben, Leinsamen, Goji Beeren und Kokosraspeln dekorativ drapieren und servieren.

Apfel-Porridge

Zubereitungszeit: 10 Minuten
Portionen: 1
Kalorien pro Portion: 360 kcal

Zutaten:

- 60 g Protein Porridge
- 1 Apfel
- 1 EL Chia Samen
- 1 EL Leinsamen geschrotet

Zubereitung:

Wasser aufkochen lassen. Protein Porridge mit dem Löffel in eine Schüssel einfüllen und mit 120 ml heißem Wasser übergießen. Porridge gut umrühren und 3 - 5 Minuten ruhen lassen.

In der Zwischenzeit den Apfel abwaschen, vierteilen und das Kerngehäuse auslösen. Apfelstücke mit der Reihe fein zerkleinern, dann mit Chia- und Leinsamen in das Porridge einrühren und warm genießen.

Flakes mit Erdnüssen und Feigen

Zubereitungszeit: 5 Minuten
Portionen: 1
Kalorien pro Portion: 564 kcal

Zutaten:

- 1 Pfirsich
- 50 g Himbeeren
- 1 Feige
- 30 g Erdnüsse
- 65 g Sojaflocken entölt

- 250 g Sojajoghurt

Zubereitung:

Soja-Flocken in eine Schüssel geben. Pfirsich, Feige und Himbeeren abwaschen und abtrocknen lassen. Pfirsich in zwei Hälften schneiden und den Kern vom Fruchtfleisch lösen, dann in Scheiben teilen. Feige in Scheiben aufschneiden.

Pfirsich- und Feigenscheiben mit den Himbeeren auf den Soja Flakes anrichten. Erdnüsse beilegen, nach eigener Vorliebe können diese noch gehackt werden. Sojajoghurt einrühren und alles vermengen.

Tipp: Für ein Meal Prep Gericht die Soja Flakes bereits mit dem Sojajoghurt verrühren und die Früchte in kleinen Stücken geschnitten oben drauf drapieren.

Heidelbeer-Bowl

Zubereitungszeit: 10 Minuten
Portionen: 1
Kalorien pro Portion: 545 kcal

Zutaten:

- 250 g Joghurt, nach griechischer Art
- 1 TL Acai Pulver
- 1 TL Kakao, schwach entölt
- 40 g Heidelbeeren
- 1 TL Chia Samen

- 5 g Kokosraspeln
- 1 TL Blütenpollen
- 1 TL Walnüsse
- 20 g Kokos-Müsli
- Agavendicksaft nach Bedarf

Zubereitung:

Joghurt mit Acai Pulver und Kakao verquirlen. Joghurt nach eigenem Geschmack mit etwas Agavendicksaft nachsüßen, dann in eine Schüssel einfüllen.

Heidelbeeren abwaschen und abtrocknen lassen, dann auf den Joghurt anrichten. Chia Samen, Kokosraspeln, Blütenpollen, Walnüsse und Müsli auf der Bowl dekorativ anrichten und servieren.

Mango-Erdnuss-Frühstück

Zubereitungszeit: 15 Minuten
Portionen: 1
Kalorien pro Portion: 323 kcal

Zutaten:

- 20 g Vollkorn-Haferflocken
- 20 g Erdnüsse gehackt
- 2 TL Agavendicksaft
- 1 Prise Zimt, gemahlen
- 30 g Mango

- 200 ml Sojadrink, Bio

Zubereitung:

Haferflocken und Erdnüsse in einer Pfanne ohne Fett rösten, zwischendurch mehrmals durchrühren, damit nichts verbrennt. Agavendicksaft und Zimt mit in die Pfanne füllen und einrühren.

Müsli zum Auskühlen auf einen großen Teller verteilen. In der Zwischenzeit das Fruchtfleisch der Mango in kleine Stücke aufteilen. Müsli mit Mango und Sojadrink in eine Schüssel füllen und servieren.

Frühstücks-Bowl der besonderen Art

Zubereitungszeit: 10 Minuten
Portionen: 1
Kalorien pro Portion: 261 kcal

Zutaten:

- 200 g Quark, Magerstufe
- 20 g Blaubeeren, gefroren
- 30 g Granatapfel, roh
- 1 Feige/n
- 30 g Banane
- 5 g Chia Samen
- 2 EL Leitungswasser

Zubereitung:

Beeren mit 2 EL Leitungswasser in ein geeignetes Rührgefäß füllen und mit dem Pürierstab zu einer homogenen Masse pürieren. Quark in eine Schüssel umfüllen und das Beerenpüree unter den Quark mischen.

Feige abwaschen und abtrocknen, dann in Scheiben filetieren. Banane aus der Schale holen und in mundgerechte Scheiben aufschneiden. Granatapfelkerne vorsichtig aus der Schale klopfen.

Feigen- und Bananenscheiben, Granatapfelkerne sowie die Chia Samen auf dem Beeren-Quark dekorativ anrichten und servieren.

Mittagessen

Burritos mit Couscous

Zubereitungszeit: 25 Minuten
Portionen: 6
Kalorien pro Portion: 310 kcal

Zutaten:

Für den Couscous:

- 200 g Couscous
- 1 Stück Knoblauchzehe oder Knoblauchgranulat

- 1 Bird Eye Chili oder anderes Chili Pulver nach Belieben
- 1 TL Kreuzkümmel
- ½ TL Paprikapulver geräuchert
- Meersalz nach Belieben
- 250 ml kochend heißes Wasser

Für das Bohnengemüse:

- 30 ml Bratöl oder ein anderes hitzebeständiges Öl
- 2 Stück Knoblauchzehen - fein gehackt oder gepresst oder 2 TL Knoblauchgranulat
- 200 g süßer Mais abgetropft und gut gewaschen mit kaltem Wasser*
- 200 g Kidneybohnen oder schwarze Bohnen abgetropft und gut gewaschen mit kaltem Wasser*
- 2 TL Kreuzkümmel
- 30 ml Tamari
- Eine Hand voll frischen Koriander oder 1 TL Koriander Pulver getrocknet
- 60 ml Limettensaft - entspricht dem Saft einer Limette

Für die Tomatensalsa:

- 2 Knoblauchzehen oder 2 TL Knoblauchgranulat
- 115 g rote Zwiebeln oder Schalotten - geschält und fein gehackt, alternativ eine Dose Tomaten gewürfelt

- 200 g Tomaten gewaschen und geviertelt
- 1 frische rote Chili oder 1-2 Bird Eye Chilis
- 15 ml Ahornsirup
- 30 ml Limettensaft
- Eine Hand frischen Koriander oder 1 TL Koriander Pulver
- Meersalz nach Belieben
-

Für das Joghurt Dressing:

- 250 g Sojajoghurt oder einen anderen pflanzlichen Joghurt nach Belieben
- 30 ml Limettensaft
- 15 ml Ahornsirup
-

Sonstiges:

- 1 Packung oder 6 Tortillas - gibt es in jedem gut sortierten Bio-Supermarkt oder online

Zubereitung:

Wasser erhitzen und alle Zutaten vorbereiten.

Für den Couscous:
Couscous, Knoblauch, Bird Eye Chili, Kreuzkümmel, Paprikapulver und Meersalz in eine große Schüssel geben. Mit dem kochend heißen Wasser übergießen, umrühren, abdecken und 5 Minuten ziehen lassen.

Für das Bohnengemüse:

Bratöl in einer großen Pfanne erhitzen. Knoblauch hineingeben und kurz anschwitzen. Süßen Mais und Bohnen dazugeben und 3-4 Minuten auf mittlerer Hitze anbraten. Kreuzkümmel, Tamari, Koriander und Limettensaft dazugeben und weitere 5 Minuten anbraten. Hitze auf ein Minimum reduzieren oder in eine Wärme Schublade geben. Warmhalten.

Für die Tomaten Salsa:
Knoblauch, Zwiebel, Tomaten, Chili, Ahornsirup, Limettensaft, Koriander und Meersalz in eine Schüssel geben und gut miteinander vermischen bis eine Sauce entstanden ist. Wer es feiner mag, nimmt einen Mixer.

Für das Joghurtdressing:
Pflanzlichen Joghurt, Limettensaft und Ahornsirup in einer Schale miteinander vermischen. Abschmecken und Beiseitestellen.

Tortillas (falls fertig gekauft aus der Verpackung nehmen und mit etwas Wasser beträufeln) in die heiße Pfanne gegen. Je Seite 1-2 Minuten backen, aus der Pfanne nehmen und auf einen Teller oder Holzbrett geben.

Nach Belieben mit Couscous, Bohnengemüse, Tomatensalsa und Joghurtsauce füllen. Zu einem Wrap zusammenfalten (eine Seite zuerst einklappen, dann die beiden Seiten einklappen bis ein Burrito entstanden ist). Restliche Tomatensauce, Joghurtsauce oder falls sonst etwas übrig bleibt für andere Gerichte verwenden.
Schmeckt am besten frisch.

Blumenkohl Curry

Zubereitungszeit: 30 Minuten

Portionen: 2

Kalorien pro Portion: 92 kcal

Zutaten:

- ½ TL gemahlener Kreuzkümmel
- ½ TL gemahlener Koriander
- ½ TL gemahlene Kurkuma
- 1 TL Salz
- Saft von ½ Zitrone
- 2 EL Wasser
- 1 EL Olivenöl
- 1 Daumen (5 cm) frischer Ingwer, geschält und in kleine Stifte geschnitten
- 1 TL Kreuzkümmelsamen
- ½ TL Senfkörner
- 1 rote Zwiebel, in Scheiben geschnitten
- 1 mittelgroßer (ca. 800g) Blumenkohl, in kleine Röschen geschnitten
- 2 Tomaten gewürfelt

Zubereitung:

Zunächst alle gemahlenen Gewürze und Salz in einer kleinen Schüssel mischen. Den Zitronensaft und Wasser hinzufügen.

In einer großen Pfanne mit Deckel das Öl bei mittlerer Hitze erhitzen. Ingwer schnell einrühren und eine Minute braten, dann Kreuzkümmel und Senfkörner dazugeben. Eine Minute lang kochen lassen und sobald sie anfangen zu brutzeln und zu Knospen, die Zwiebeln und Blumenkohlröschen dazugeben. Etwa 3-4 Minuten braten - man möchte, dass auf dem Blumenkohl braune Flecken entstehen.

Den Blumenkohl mit der Gewürzmischung übergießen, gut umrühren, dann die Hitze nach unten reduzieren und den Deckel aufsetzen. Anschließend 8 Minuten dämpfen lassen. Die Tomatenwürfel einlegen, umrühren und weitere 10-15 Minuten kochen lassen, bis der Blumenkohl weich ist.

Buchweizennudeln mit Chilidressing, Pakchoi und Garnele

Zubereitungszeit: 35 Minuten
Portionen: 4
Kalorien pro Portion: 437 kcal

Zutaten:

- 500 g Buchweizennudeln
- 8 Garnelen
- 2 Pak Choi
- 1 Stange Frühlingszwiebel
- 1 Knoblauchzehe
- 1 Limetten
- 1 EL Pflanzenöl
- 2 TL Chiliflocken
- 1 Schalotte, fein gewürfelt
- 1 EL Sesamöl geröstet
- 6 EL Honig
- 6 EL Sojasauce
- Koriander, fein gehackt

- 2 EL weißer Sesam
- Limettensaft und Abrieb
- 2 Stangen dünn geschnittene Frühlingszwiebeln
- 3 EL Misopaste
- 3 EL Wasser
- 2 EL Honig

Zubereitung:

Den Pak Choi waschen, die Blätter einzeln abzupfen und 30 Sekunden in kochendem Salzwasser blanchieren. In Eiswasser abschrecken und auf einem Küchentuch abtrocknen, dann auf einem Blech ausbreiten.

Fein gewürfelte Schalotte in Pflanzenöl kurz anschwitzen, Chiliflocken dazu, durchrühren und von der Hitze nehmen. Honig, Sojasauce und Sesamöl hinzugeben, verrühren und beiseite stellen

Die Misopaste mit Wasser und Honig in eine Schüssel geben und mit dem Schneebesen zu einer glatten Creme verrühren. Dann den Pak Choi damit einpinseln und bei 180 Grad im Ofen ca. 5 Minuten rösten bis er etwas Farbe annimmt. Die Buchweizennudeln nach Packungsanweisung kochen, danach abgießen und gründlich mit kaltem Wasser abspülen, um die Stärke abzuwaschen. Somit haftet das Dressing später besser. Die Garnelen ansalzen und in etwas Pflanzenöl von beiden Seiten braten. Wenn sie fast gar sind etwas von der Chili Marinade aufpinseln und eine zerdrückte Knoblauchzehe in die Pfanne geben. Die Garnelen einmal durchschwenken, auf ein Küchenpapier legen und mit Sesam, Limettenabrieb und Chiliflocken bestreuen.

Nun die Nudeln mit dem Chili Dressing anmachen, mit etwas Limettenabrieb und Saft abschmecken und gehackten Koriander sowie Sesam und dünn geschnittene Frühlingszwiebel dazugeben.

Im Ring anrichten: Erst eine Lage Pak Choi, dann die Nudeln mit der Pinzette eindrehen und mit etwas Sesam und Frühlingszwiebelringen bestreuen. Zwei Garnelen auflegen und ausgarnieren mit Chili- / Schalottenringen und dünn in Streifen geschnittener Frühlingszwiebel.

Hähnchen-Fajitas

Zubereitungszeit: 24
Portionen: 4
Kalorien pro Portion: 301 kcal

Zutaten:

- 2 Hähnchenbrustfilets
- 1 Chilischote
- 1 Knoblauchzehe
- 1 gelbe Paprikaschote
- 1 grüne Paprikaschote
- 1 rote Zwiebel
- 2 EL Öl
- 100 ml Geflügelbrühe
- 100 g Maiskörner
- Salz
- Cayennepfeffer

- 2 EL gehackte Petersilie
- 4 Tortillas

Zubereitung:

Die Hähnchenbrüste waschen und in kleine Würfel schneiden. Die Chili abwaschen und fein hacken. Den Knoblauch abziehen und zur Chili pressen. Die Paprikas waschen, putzen, entkernen und in feine Streifen schneiden. Die Zwiebel schälen, halbieren und ebenfalls in Streifen schneiden.

Die Hähnchenwürfel in heißem Öl anschwitzen, die Paprikastreifen und die Zwiebel zugeben und mit Brühe ablöschen. Die Maiskörner, Chili und Knoblauch zugeben und alles 5-7 Minuten bei geringer Temperatur schmoren lassen. Mit Salz und Cayennepfeffer abschmecken, 1 EL Petersilie untermengen und auf die Tortillas verteilen. Einrollen und mit restlicher Petersilie bestreut servieren.

Vegetarischer Grünkohl-Eintopf

Zubereitungszeit: 50 Minuten
Portionen: 4
Kalorien pro Portion: 489 kcal

Zutaten:

- 2 Bund Grünkohl
- 1 Zwiebel(n)
- Öl zum Anbraten

- 1 große Kartoffel(n)
- 1 Stück(e) Knollensellerie, kleines Stück
- 1 Möhre(n)
- 1 kleine Porreestange(n)
- 50 g Rollgerste, Gräupchen
- 1 ½ Liter Wasser
- Salz
- n. B. Gemüsebrühe

Zubereitung:

Den gewaschenen Grünkohl von den Blattsprossen rupfen und grob hacken. Die Zwiebel fein schneiden. Kartoffel und restliches Gemüse würfeln.

Die Zwiebel mit dem Öl anschwitzen und die Hälfte des Grünkohls hinzugeben und mit anbraten (Vorsicht, das wird schnell schwarz!). Mit dem Wasser ablöschen und restliche Zutaten hinzugeben. Alles ca. 45 Minuten köcheln lassen. Am Schluss mit Gemüsebrühe abschmecken.

Eine besondere Linsensuppe

Zubereitungszeit: 50 Minuten + 70 Minuten
Portionen: 4
Kalorien pro Portion: 585 kcal

Zutaten:

- 100 g kleine rote Zwiebeln (2 kleine Zwiebeln)
- 1 Knoblauchzehe

- 2 Zweige Thymian
- 3 EL Olivenöl
- 150 g rote Linsen
- 1 EL Paprikapulver (edelsüß)
- 1 Msp. Kreuzkümmel
- 1 EL Tomatenmark
- 1 l Geflügelbrühe
- 275 g Entenbrustfilet (1 Entenbrustfilet)
- Salz, Pfeffer
- 200 g sehr kleine Steinpilze
- 150 ml Sojacreme

Zubereitung:

Zwiebeln und Knoblauch häuten und fein hacken. Thymian abwaschen, trockenklopfen und die Blättchen vom Stiel streifen.

1 ½ EL Öl in einen Topf geben und heiß werden lassen. Zwiebeln und Knoblauch in dem Topf glasig anschwitzen. Linsen mit in den Topf geben und zusätzlich 1 Minute anschwitzen. Paprikapulver und Kreuzkümmel einrieseln lassen. Tomatenmark einrühren, 30 Sekunden anschwitzen und mit der Brühe aufgießen. Aufkochen lassen und 15 Minuten bei niedriger Temperatur köcheln lassen.

Die Haut der Entenbrust mit einem sehr scharfen Messer rautenförmig leicht einschneiden, dabei das Fleisch ungeschnitten lassen. Die Brust mit der Hautseite nach unten in eine Pfanne setzen und zunächst scharf, dann bei niedriger Temperatur 15 Minuten braten.

Gelbe Linsensuppe mit Chili, Ingwer und Kurkuma

Zubereitungszeit: 45 Minuten

Portionen: 4

Kalorien pro Portion: 366 kcal

Zutaten:

- 200 g gelbe Linsen Bio-Qualität
- 200 ml Kokosmilch
- 1 TL rote Thai-Curry-Paste
- 500 ml Gemüse Fond, selbstgemacht
- 2 Schalotten
- 2 Knoblauchzehen
- 1 Pfefferschote/n (Chili), roh
- 8 Stängel Koriander, frisch
- 2 Stangen Bleichsellerie (Stangensellerie), roh
- 10 g Ingwer
- 1 Limette Bio-Qualität
- 1 TL Kurkumapulver
- 1 TL Currypulver
- 1 TL Fünf Gewürze Pulver
- 1/2 TL Kreuzkümmel
- 1 Sternanis
- 1 TL Meersalz (Fleur de sel)
- 1 Prise Pfeffer schwarz
- 2 EL Kokosöl
- Trinkwasser nach Bedarf

Zubereitung:

Schalotten abziehen und fein würfeln. Knoblauch häuten und in feine Scheiben zerschneiden. Sellerie waschen, trocknen und in dünne Scheiben zerschneiden.

Kokosöl in einem hohen Topf heiß werden lassen und den Sellerie darin etwa 5 Minuten bei mittlerer Temperatur braten, so wird er angenehm weich.
Dann die Currypaste hinzufügen und mit anbraten, Schalotten und Knoblauch dazulegen und alles glasig anschwitzen.

Alles mit etwas Gemüsefond aufgießen. Die Linsen nun in den Topf geben und 10 Minuten kochen lassen, nach und nach mit Gemüsefond aufgießen.
Gewürze einrühren und die Kokosmilch beifügen.
Ingwer hobeln und in die Suppe geben. Alles bei niedriger Temperatur etwa 20 Minuten kochen lassen, zwischenzeitlich umrühren.

Damit die Suppe etwas sämiger wird, den Pürierstab 2-3 Mal kurz in den Topf geben und die Suppe zart pürieren. Limette warm abwaschen, die Schale mit der Reibe in kleinen Zesten abhobeln und in die Suppe einrühren.

Chilischote abbrausen und in feine Ringe zerschneiden. Koriander abwaschen und die Blätter abstreifen. Die Suppe mit Salz und Pfeffer würzen und zusammen mit dem Koriander und der Chilischote garniert anrichten und servieren.

Gemüsepfanne mit schwarze-Bohnen-Sauce

Zubereitungszeit: 10 Minuten

Portionen: 2

Kalorien pro Portion: 343 kcal

Zutaten:

- 250 g fester Tofu, in große Würfel geschnitten
- 100 g gekochte schwarze Bohnen, gespült und abgetropft
- 30 g schwarze Johannisbeere-Konfitüre
- 1/2 TL gemahlener Ingwer
- 1 EL dunkle Sojasauce
- 1 TL Maismehl
- Salz und frisch gemahlener schwarzer Pfeffer
- 1 EL Rapsöl
- 1 Schalotte, geschält und in dünne Scheiben geschnitten
- 1/4 Wirsingkohl, entstielt und in dünne Scheiben geschnitten
- 100 g Grünkohl, entstielt und dünn geschnitten
- 1 große Möhre, geschält und in Streichhölzer geschnitten
- 100 g Bohnensprossen

Zubereitung:

Den Tofu auf einem mit Küchenpapier ausgelegten Teller ausbreiten. Mit Küchenpapier abdecken und beiseitestellen. Schwarze Bohnen, schwarze Johannisbeermarmelade, Ingwer, Sojasauce und Maismehl in eine Küchenmaschine geben und glattrühren.

Den Tofu großzügig mit Salz und Pfeffer abschmecken. Das Öl in einer breiten Bratpfanne oder einem Wok erhitzen. Bei starker Hitze den Tofu unter ständigem Rühren goldbraun anbraten.

Mit einem Schaumlöffel aus der Pfanne nehmen und beiseitestellen.
Schalotte, Kohl, Grünkohl und Karotte in die Pfanne geben und 3-4 Minuten unter Rühren braten. Die Bohnensprossen hinzugeben und 2 weitere Minuten braten.

Die Hitze auf mittlere bis niedrige Stufe reduzieren und den Tofu wieder in die Pfanne geben. Die Schwarzbohnensauce hinzugeben und vor dem Servieren 2 Minuten durchwärmen.

Quinoa auf Fernöstlich

Zubereitungszeit: 40 Minuten
Portionen: 4
Kalorien pro Portion: 472 kcal

Zutaten:

- 200 g Quinoa
- 500 g Brokkoli (1 Brokkoli)
- 300 g Austernpilze
- 5 Frühlingszwiebeln
- 4 Schalotten
- 20 g Ingwer (1 Stück)
- 1 Knoblauchzehe
- 2 EL Kokosöl
- 1 TL Kurkuma
- 1 TL indisches Currypulver

- 5 g Kokosblütenzucker (1 TL)
- 150 g Kokosmilch
- Salz, Pfeffer
- 100 g Frischkäse
- 1 Mandarine (Saft)

Zubereitung:

Quinoa in einem Sieb, unter fließendem warmen Wasser gründlich waschen, in einen Topf füllen und nach Packungsanleitung zubereiten.

Inzwischen den Brokkoli abwaschen, säubern, in kleine Röschen aufteilen, Strunk abschälen und in Stifte zerschneiden. Brokkoli in einem Dampfeinsatz über Wasserdampf zugedeckt ca. 5 Minuten dampfgaren.

Inzwischen Pilze verputzen und in mundgerechte Stücke aufschneiden. Frühlingszwiebeln abwaschen, putzen und in Röllchen zerteilen.
Schalotten, Ingwer und Knoblauch häuten und klein hacken.
1 EL Öl in einem kleinen Topf auf Temperatur bringen und Schalotten, Ingwer und Knoblauch darin bei mittlerer Hitze glasig anschwitzen. Kurkuma, Currypulver und Zucker hinzugeben und 2 Minuten kochen lassen, bis die Masse leicht karamellisiert.

Mit der Kokosmilch auffüllen und 5-8 Minuten bei niedriger Temperatur köcheln lassen, dabei ab und zu umrühren.

In der Zwischenzeit das restliche Öl in eine Pfanne geben und auf Temperatur bringen. Pilze und Frühlingszwiebeln darin bei mittlerer Temperatur ca. 5 Minuten komplett anschwitzen. Mit Salz und Pfeffer dem Kochgut Geschmack verleihen.

Frischkäse und Mandarinensaft unter die Currysauce ziehen und Sauce schaumig mittels eines Pürierstabs aufschlagen. Mit Salz und Currypulver nochmals kräftig abschmecken und ordentlich einrühren.

Quinoa nach Belieben mithilfe von Garnierringen auf 4 Tellern anrichten und Pilz-Zwiebel-Mischung und Brokkoli darauf drapieren.
Sauce ebenfalls auf den Tellern dekorativ zubereiten und servieren.

Teriyaki-Lachs mit Gemüse vom Blech

Zubereitungszeit: 15 Minuten
Portionen: 4
Kalorien pro Portion: 482 kcal

Zutaten:

- 1 Brokkoli
- 4 Möhren
- 250 g Champignons
- 2 Zwiebeln
- 4 Knoblauch
- 3 EL Sesamöl
- Salz Pfeffer

- 125 g Zuckerschoten
- 4 Lachsfilets (à 125 g)
- 4 EL Sojasauce
- 1 EL Reisessig
- 4 EL Honig
- 1 Frühlingszwiebel
- 2 EL Sesamsamen
- Nach Belieben: Limettensaft

Zubereitung:

Brokkoli waschen und in Röschen teilen. Möhren putzen, schälen und schräg in Scheiben schneiden. Champignons putzen und halbieren. Zwiebeln schälen und vierteln. Knoblauch andrücken.
Gemüse auf ein Backblech geben, mit 2 EL Sesamöl beträufeln und mit Salz und Pfeffer würzen. Im vorgeheizten Backofen bei 200 °C (Umluft 180 °C; Gas: Stufe 3) 15–20 Minuten backen.

Inzwischen Zuckerschoten waschen und putzen. Lachs unter kaltem Wasser abspülen und trocken tupfen. Für die Teriyaki-Sauce Sojasauce, Reisessig, Honig und restliches Sesamöl verrühren. Zuckerschoten und Lachs zum Gemüse geben, Teriyaki-Sauce darüber verteilen und weitere 10 Minuten im Ofen backen.

Frühlingszwiebel putzen, waschen und in feine Ringe schneiden. Lachs mit Sesam und Frühlingszwiebeln bestreuen und nach Belieben mit Limettensaft beträufelt servieren.

Gemüse-Bratlinge mit Guacamole -Dip

Zubereitungszeit: 50 Minuten

Portionen: 2 Portionen (ca. 12 Stück)

Kalorien pro Portion: 480 kcal

Zutaten:

- 250 g gekochter Reis
- 175 g Brokkoliröschen
- 2 Lauchzwiebeln
- 1 Handvoll Haselnüsse oder Cashewkerne
- 1/2 TL Bio Tellicherry Pfeffer
- 1/4 TL Bio Chili Salz
- 1 TL Bio Kurkuma
- 1 TL Harissa
- 1 EL scharfer Senf
- 3 EL Sonnenblumenöl
- 2 Eier
- 50 g Semmelbrösel

Für die Guacamole

- 2 Avocado
- 1-2 Knoblauchzehen
- Saft einer ½ Zitrone
- 2 Tomaten, klein geschnitten
- 1/2 TL Tellicherry Pfeffer
- 1/2 TL Chili Salz

Zubereitung:

Brokkoli 10 Minuten in kochendem Wasser blanchieren und etwas zerkleinern. Lauchzwiebel putzen und in feine Ringe schneiden, Nüsse in einer Pfanne ohne Fett rösten, bis sie duften, dann grob hacken.

Alle Zutaten für die Bratlinge mit den Gewürzen in einer Schüssel vermengen. 15 Minuten quellen lassen. Dann die Eier untermischen.
Kleine Bratlinge formen und in einer großen Pfanne in heißem Öl von beiden Seiten 4-5 Minuten anbraten. Vorsichtig wenden, damit sie nicht zerbröseln!

Für die Guacamole Avocados mit Zitronensaft pürieren, Knoblauch fein hacken und Tomaten zusammen mit den Tomatenstücken hinzugeben. Mit Pfeffer und Salz abschmecken.

Grüner Käse-Nudelauflauf

Zubereitungszeit: 20 Minuten
Portionen: 6
Kalorien pro Portion: 526 kcal

Zutaten:

- 1 EL Olivenöl
- 2 Schalotten, geschält und fein gehackt
- 30 g Petersilie, Stängel fein gehackt
- 400 ml Milch
- 30 g Mehl
- 30 g Butter

- 30 g weicher Frischkäse
- 100 g Cheddar-Käse, gerieben
- 30 g Parmesankäse, gerieben
- 1 x 400 g Dosen-Butterbohnen, gespült und abgetropft
- 500 g frische Fusilli-Nudeln
- 600 ml kochendes Wasser
- 200 g Blattspinat
- 40 g Paniermehl

Zubereitung:

Den Ofen auf 240°C vorheizen. Das Öl in einer großen, ofenfesten Auflaufform bei geringer Hitze erhitzen. Die Schalotten und Petersilienstängel dazugeben und 5 Minuten sanft anbraten, bis sie weich sind.

Die Hitze auf höchste Stufe stellen und die Milch einfüllen. Das Mehl und die Butter hinzugeben. Nun mit einem Schneebesen ständig aufschlagen, bis die Mischung dickflüssig wird. Die Hitze wieder auf niedrig stellen.

Den Weichkäse, drei Viertel des Cheddars und etwa die Hälfte des Parmesans hinzufügen. Die Butterbohnen hinzufügen. Langsam weiter erhitzen, bis der gesamte Käse geschmolzen und eingearbeitet ist.

Die Hitze auf hohe Stufe stellen und frische Nudeln und kochendes Wasser hinzugeben. Wieder zum Kochen bringen und 2 Minuten kochen lassen. Vom Herd nehmen und den Spinat einrühren.

In einer kleinen Schüssel die Semmelbrösel, den restlichen Cheddar und Parmesan sowie die Petersilienblätter zusammenfügen. Diese Mischung über die käsigen Nudeln streuen und sofort in den heißen Ofen schieben. 4-6 Minuten backen, bis der Belag golden und blasig ist.

Scharfer Lachs

Zubereitungszeit: 30 Minuten + 20 Minuten
Portionen: 4
Kalorien pro Portion: 480 kcal

Zutaten:

- 2 Jalapeños (Glas)
- 3 Bio-Limetten
- 1 EL Chilipulver
- 1 TL brauner Zucker
- 5 1/2 EL Öl
- 720 g Lachsfilet (4 Lachsfilets)
- 300 g rote Paprikaschote (2 rote Paprikaschoten)
- 200 g vollreife, kleine Mango (1 vollreife, kleine Mango)
- 1 rote Zwiebel
- 1/2 Bund Koriander
- Salz, Pfeffer, Zucker
- 150 g saure Sahne

Zubereitung:

Jalapeños im Sieb gründlich abtrocknen lassen, in zwei Hälften schneiden, Kerne aus den Chilis lösen und mit einer Gabel zu einer feinen Paste zerdrücken. Limetten pressen. Die Schale einer entsafteten Limettenhälfte zu Zesten verarbeiten.

Jalapeños in einer Schüssel mit Chilipulver, braunem Zucker, 2 EL Öl und 2 EL Limettensaft gründlich durchrühren und verbinden.

Lachsfilets gründlich abwaschen, gut trockentupfen und in die Würzflüssigkeit geben, damit der Fisch mariniert. Bis zur weiteren Verarbeitung in den Kühlschrank kühl lagern.

Paprikaschoten abwaschen, in vier Teile zerschneiden, Kerne vom Fruchtfleisch trennen, nochmals waschen und mit der Haut nach oben auf ein Backblech ablegen. Unter dem heißen Grill des Backofens rösten, bis die Haut komplett schwarz geworden ist und Blasen wirft.
Geröstete Paprika anschließend in eine Schüssel setzen, mit einem Teller abdecken und 10 Minuten nachdämpfen lassen.

Nun die schwarze Haut der Paprika abhäuten und die Paprikaschoten in feine Rauten aufschneiden. Die Schale der Mango mittels eines Sparschälers von der Frucht lösen. Das Fruchtfleisch in Scheiben vom Stein filetieren und ebenfalls in Rauten aufschneiden.

Zwiebel häuten und sehr fein hacken. Koriander gründlich reinigen und trockenklopfen.

Blätter vom Stiel streifen und ebenfalls hacken.

Paprika, Mango, Zwiebeln und Koriander in einer Schüssel mit restlichem Limettensaft und Öl (1/2 EL zurückbehalten) gründlich marinieren. Mit Salz, Pfeffer und 1 Prise Zucker veredeln.
Saure Sahne mit abgeriebener Limettenschale, Salz und Pfeffer glattrühren.

Eine Grillpfanne heiß werden lassen und mit dem zur Seite gestelltem Öl einpinseln.

Lachsfilets aus der Marinade nehmen und etwas abtrocknen lassen, sodass es nicht mehr tropft.

In einer Grillpfanne von jeder Seite 3-4 Minuten scharf anbraten. Saure Sahne in einen Spritzbeutel geben und auf 4 Teller mittels eines Rosettenaufsatzes auf die Teller spritzen, je 1 Portion Paprika-Mango-Sauce und Lachsfilet darauf anrichten und servieren.

Pute mit Rotweinsoße

Zubereitungszeit: 15 Minuten + 35 Minuten
Portionen: 4
Kalorien pro Portion: 440 kcal

Zutaten:

- 20 g Butter
- 1 große Zwiebel(n)
- 2 EL Öl

- 500 g Putenbrust
- 250 ml Rotwein
- 120 g Pflaume(n), trocken
- 1 TL Zimt
- 1 Pkt. McCain PomPoms
- Etwas Salz und Pfeffer

Zubereitung:

Putenbrust mit Salz und Pfeffer würzen. Zwiebel abziehen und grob würfeln. Öl und Butter in einem Bräter erhitzen und die Putenbrust von beiden Seiten darin anbraten. Zwiebelwürfel zugeben, kurz schmoren lassen und etwas Wasser angießen. Fleisch im geschlossenen Topf bei mittlerer Hitze ca. 35 Min. garen.

Putenbrust herausnehmen und warm stellen. Bratensatz pürieren, den Rotwein aufgießen und einmal aufkochen lassen.

Trockenpflaumen vierteln, zugeben und ca. 5 Min. erhitzen. Die Sauce mit Salz, Pfeffer und Zimt abschmecken und nach Wunsch evtl. mit etwas Mehl binden.

Putenbrust in Scheiben schneiden, mit der Sauce und den PomPoms
auf Tellern anrichten und servieren.

Gebackene Süßkartoffel mit Feta, Radieschen und Kresse

Zubereitungszeit: 60 Minuten

Portionen: 2

Kalorien pro Portion: 563 kcal

Zutaten:

- 2 mittlere Süßkartoffel/n
- 200 g Quark, 40% Fett i. Tr.
- 50 g Joghurt, nach griechischer Art
- 2 EL Zitrone frisch gepresst
- 100 g Gurke
- 5 g Ingwer
- 1 g Knoblauchzehe
- 100 g Feta
- 1 Frühlingszwiebel/n
- 10 g Radieschen roh
- 2 EL Olivenöl
- 1 Prise Meersalz (Fleur de sel)
- 1 Prise Pfeffer schwarz

Zubereitung:

Backofen auf 200°C Ober- und Unterhitze erhitzen. Süßkartoffeln abwaschen und trockenreiben, dann beide Süßkartoffeln vollständig mit Öl einpinseln.

Süßkartoffeln auf einem mit Backpapier ausgelegten Blech auslegen und ca. 50 - 60 Minuten auf der mittleren Schiene backen.
Quark, Joghurt und Zitronensaft in eine Schüssel füllen. Knoblauch abziehen und umgehend mit der Knoblauchpresse in die Schüssel drücken.

Die Schale der Gurke abschneiden und die Gurke fein reiben. Frühlingszwiebel abwaschen, abtrocknen und in dünne Ringe aufschneiden.

Ingwer raspeln und zusammen mit der Gurke und der Frühlingszwiebel die Schüssel füllen, etwas Salz und Pfeffer einrieseln lassen und alles cremig aufschlagen, bei Bedarf etwas Wasser dazu füllen, sollte es zu fest werden.

Radieschen abwaschen und in dünne Scheiben aufschneiden. Sprossen in ein Sieb füllen und ordentlich ausspülen, dann mit einem Küchentuch abtrocknen. Fetakäse trockentupfen und mit der Hand zerbröseln.

Die Süßkartoffel aus dem Ofen holen, der Länge nach einkerben und zusammen mit der Quark-Mischung auf zwei Tellern aufteilen. Etwas Feta dekorativ drüberstreuen und mit Radieschen und Kresse garniert servieren.

Gebratene Pfifferlinge mit frischen Kräutern auf Brot

Zubereitungszeit: 15 Minuten
Portionen: 1
Kalorien pro Portion: 400 kcal

Zutaten:

- 300 g Pfifferlinge roh
- 1 Knoblauchzehe
- 1 Schalotte
- 2 Stängel Thymian

- 1 Stängel Rosmarin
- 1 EL Butter
- 2 Scheiben Vollkornbrot
- 1 TL Olivenöl
- 1 Prise Meersalz (Fleur de sel)
- 1 Prise Pfeffer schwarz

Zubereitung:

Pfifferlinge abbürsten und abwaschen. Etwas Butter und Öl in eine Pfanne geben und erhitzen.
Knoblauch und Schalotte abziehen, fein würfeln und dann in der Pfanne anschwitzen.
Die Pilze beifügen und bei mittlerer Hitze braten.

Rosmarin-Nadeln und Thymian-Blätter abstreifen, fein hacken und im Anschluss zu den Pilzen füllen.
Pilze mit Salz und Pfeffer würzen.
2 Scheiben Brot mit Butter einstreichen und die Pilze darauf drapieren und umgehend genießen.

Chicken mit Zitrone und Oliven

Zubereitungszeit: 20 Minuten
Portionen: 2
Kalorien pro Portion: 270 kcal

Zutaten:

- 2 Hähnchenbrustfilets ohne Haut
- 1 TL Olivenöl

- Schale und Saft von 1 Zitrone (in heißem Wasser gewaschen, um zuerst das Wachs zu entfernen)
- 1/2 Knoblauchzehe, geschält und zerkleinert
- 50 g große grüne Oliven, entkernt und halbiert
- 1 EL natives Olivenöl
- 1 TL Balsamico-Essig
- 20 g Petersilie, fein gehackt
- Salz und frisch gemahlener schwarzer Pfeffer

Zubereitung:

Den Grill auf eine mittelhohe Einstellung drehen. Die Hähnchenbrust in der Breite halbieren. Die dickste Stelle jedes Hähnchenstücks nochmals durchschneiden.

Der Schnitt sollte etwa 1 cm lang sein und etwa die Hälfte des Fleisches durchschneiden. Dadurch wird das Hähnchenstück größer und flacher und kann gleichmäßiger garen.
Jedes Stück mit ein wenig Olivenöl einreiben und alle Stücke auf die Grillschale legen. Zwischen 10 und 20 Minuten garen, wobei das Hähnchen nach der Hälfte der Garzeit gewendet wird, sodass es von außen gebräunt und vollständig durchgegart ist. Die Größe der Hähnchenstücke und die große Variation von Grill zu Grill macht es schwierig, eine genaue Zeit festzulegen.

In der Zwischenzeit die Marinade in einer flachen Schale zubereiten, die die Hähnchenstücke flach liegend halten kann. Dazu Zitronenschale und -saft, Knoblauch, halbierte Oliven, natives Olivenöl, Balsamico-Essig, gehackte Petersilie und eine großzügige Würzung mit Salz und Pfeffer direkt in die Servierplatte geben. Grob verrühren.

Wenn das Huhn gar ist, sofort auf die servierte Platte geben und jedes Stück so drehen, dass es vollständig von der Sauce bedeckt ist. Vor dem Servieren 2-3 Minuten in der Schüssel ruhen lassen, wobei die restliche Marinade während des Servierens über das Hähnchen geträufelt wird.

Gewürzter Lachs mit Kartoffeln und Rucola

Zubereitungszeit: 25 Minuten

Portionen: 1

Kalorien pro Portion: 407 kcal

Zutaten:

- 4 Kartoffeln, geviertelt
- 1 TL Olivenöl
- 125 g gekochter Lachs
- 1/2 TL gemahlene Kurkuma
- 1/2 mildes Currypulver
- 1/4 TL gemahlener Zimt
- Salz und frisch gemahlener schwarzer Pfeffer
- 1 TL Kapern
- 40 g Rucola
- 10 g Petersilie, grob gehackt
- Saft von 1/2 Zitrone

Zubereitung:

Die Kartoffeln 15-20 Minuten dämpfen, bis sie weich sind und abtropfen lassen.

Das Öl in einer Pfanne bei mittlerer Hitze erhitzen. Die Kartoffeln dazugeben und 3-4 Minuten, unter einmaligen Rühren braten, bis sie braun werden. Lachs, Kurkuma, Currypulver, Zimt, Salz und Pfeffer hinzugeben und weitere 2 Minuten braten, bis sie gar sind. Vom Herd nehmen und durch Kapern, Rucola, Petersilie und Zitronensaft rühren. Sofort servieren.

Grünkohl und Tomaten-Pasta

Zubereitungszeit: 1o Minuten
Portionen: 2
Kalorien pro Portion: 520 kcal

Zutaten:

- 200 g Linguine
- 200 g Kirschtomaten, halbiert
- Schale von 1 Zitrone (in heißem Wasser gewaschen, um zuerst das Wachs zu entfernen)
- Saft von ½ Zitrone
- 50 ml natives Olivenöl
- 1 TL Meersalz
- 500 ml kochendes Wasser
- 200 g Grünkohlblätter, entstielt und grob gerissen
- 20 g Petersilie, fein gehackt
- 20 g Parmesan, fein gerieben
- Frisch gemahlener schwarzer Pfeffer
- 30 g Petersilie, grob gehackt
- Salz und frisch gemahlener schwarzer Pfeffer

Zubereitung:

Eine große, flache Pfanne mit Deckel verwenden, die breit genug ist, um die Linguine flach liegend zu halten. Die Nudeln, die Tomaten, die Zitronenschale, den Zitronensaft, das Olivenöl und das Salz in die Pfanne geben. Über 500 ml kochendes Wasser gießen, den Deckel aufsetzen und zum Kochen bringen.

Sobald es kocht, den Deckel abnehmen und umrühren. Unter ständigem Rühren 6 Minuten lang weiterkochen. Den Grünkohl hinzufügen und weitere 2 Minuten oder bis fast das gesamte Wasser verdampft ist, kochen lassen.

Petersilie, Parmesan und schwarzen Pfeffer in einer kleinen Schüssel vermengen.

Die Nudeln auf zwei Schüsseln verteilen und mit der Petersilie-Parmesan-Mischung bestreuen.

Tandoori Chicken und Bohnen

Zubereitungszeit: 40 Minuten + 1-2 Stunden für die Marinade
Portionen: 2
Kalorien pro Portion: 461 kcal

Zutaten:

- Saft von 1 Zitrone
- 2 TL Tandoori-Masala-Pulver (trockene Tandoori-Gewürzmischung)

- 1 TL gemahlene Kurkuma
- 2 x 150 g Hähnchenbrustfilets ohne Haut, in große Stücke geschnitten
- 300 g Kartoffeln
- 150 g frische oder gefrorene Sojabohnen
- 2 TL Olivenöl
- 2 Schalotten, geschält und fein gewürfelt
- 1 rote Chili, entkernt und in Ringe geschnitten
- 1 grüne Paprika, entkernt und gehackt
- 2 Zehen Knoblauch, geschält und in dünne Scheiben geschnitten
- 30 g Petersilie, grob gehackt
- Salz und frisch gemahlener schwarzer Pfeffer

Zubereitung:

Zitronensaft und Gewürze in eine breite Schüssel geben. Das Hühnerfleisch hinzufügen und durch die Marinade drehen, bis es vollständig bedeckt ist. Zugedeckt mindestens 1 Stunde im Kühlschrank aufbewahren.

Die Kartoffeln 18-20 Minuten dämpfen, bis sie weich sind. Wenn die Sojabohnen eingefroren sind oder gekocht werden müssen, gemäß den Anweisungen auf der Verpackung kochen.

In einer großen Pfanne das Olivenöl leicht erhitzen und die Schalotten, Chili und Pfeffer hinzufügen. Langsam 5 Minuten lang braten. Die Hitze auf mittlere Stufe erhöhen und das Hühnerfleisch aus der Marinade hinzufügen. Die Marinade aus der Schüssel nicht hinzufügen, sondern für später aufbewahren.

Das Hühnchen 10-14 Minuten kochen und dabei regelmäßig umrühren, bis es gar ist.
Knoblauch und die übrige Marinade hinzufügen und die Sauce eine Minute lang sprudeln lassen, dann die Hitze auf niedrigem Niveau halten. Die Kartoffeln und die Sojabohnen durchrühren und warm stellen.

Vom Herd nehmen und die Petersilie hinzufügen. Großzügig würzen und dann servieren.

Curry und Reis

Zubereitungszeit: 20 Minuten
Portionen. 4
Kalorien pro Portion: 347 kcal

Zutaten:

- 2 TL Rapsöl
- Salz und frisch gemahlenen schwarzen Pfeffer
- 1 rote Zwiebel, in Scheiben geschnitten
- 1 Daumen (5 cm) frischer Ingwer, geschält und gerieben
- 2 Zehen Knoblauch, geschält und gerieben
- 2 Chilis, Töpfe entfernt und fein gehackt
- ½ TL Anissamen
- 250 g gekochter brauner Reis
- 250 g verzehrfertige oder gekochte Linsen
- 100 g gefrorene Sojabohnen
- ½ TL Salz

- ½ TL gemahlene Kurkuma
- ½ TL gemahlener Koriander
- ½ TL gemahlener Kreuzlümmel
- 1 TL milder Chilipulver
- 2 Tomaten, grob gehackt
- 50 g Blattspinat
- 20 g Petersilie, gehackt

Zubereitung:

Das Öl in einer großen Bratpfanne auf großer Flamme erhitzen und großzügig mit Salz und Pfeffer würzen. Die Zwiebeln hinzufügen und die Hitze in der Pfanne auf niedrigem Niveau reduzieren. Vor dem Hinzufügen von Ingwer, Knoblauch, Chilis und Anis 2 Minuten kochen lassen und weitere 5 Minuten langsam köcheln.

Den Reis und die Linsen in eine große Schüssel geben und vorsichtig mischen, dabei Klumpen auflösen und die Körner trennen.

Wenn die Sojabohnen eingefroren sind oder gekocht werden müssen, die Zubereitung gemäß den Anweisungen auf der Verpackung vornehmen.

Salz, gemahlene Gewürze und Chilipulver in die Pfanne geben und umrühren. Die Reis- und Linsenmischung, Sojabohnen und Tomaten in die Pfanne geben. Sehr gut umrühren und durchkochen, bis die Pfanne heiß ist. Zum Schluss den Spinat und die Petersilie zugeben und anschließend mischen. Die Portionen können nun serviert werden

Pesto-Mittag

Zubereitungszeit: 40 Minuten

Portionen. 4

Kalorien pro Portion: 464 kcal

Zutaten:

- 1 kg Blumenkohl
- 80 g Walnusskerne, frisch
- 6 Stängel Petersilie
- 6 Stängel Basilikum, frisch
- 100 ml Olivenöl
- 40 g Parmesan
- 1 Knoblauchzehe
- 1 Limette frisch gepresst
- 1 TL Meersalz (Fleur de sel)
- 1 Prise Pfeffer schwarz
- 0,5 g Pimentón de la Vera
- 1 TL Chiliflocken

Zubereitung:

Backofen auf 160°C Umluft auf Temperatur bringen. Blumenkohl abwaschen und in etwa 2 cm dicke Filets aufschneiden. 2 EL Olivenöl, Pimentón de la Vera, Chiliflocken, Salz und Pfeffer in eine Schüssel gemeinsam gründlich verarbeiten.

Damit die Blumenkohlfilets von beiden Seiten marinieren.

Blumenkohl auf ein mit Backpapier belegtes Backblech auflegen und auf mittlerer Schiene im Backofen für etwa 25-30 min goldbraun werden lassen.

Basilikum und Petersilie gründlich waschen und trockenklopfen, die Kräuter im Ganzen mit den Stielen in ein geeignetes Gefäß füllen.
Knoblauch häuten und zusammen mit den Walnüssen zu den Kräutern in den Rührbecher füllen.

Das restliche Olivenöl während des Bearbeitens mit dem Pürierstab nach und nach eintröpfeln lassen. Nun den Parmesan reiben und unter das Pesto arbeiten, anschließend noch einmal kurz gründlich mit einem Löffel einrühren.

Das Pesto mit Salz, Pfeffer und Limettensaft verfeinern.

Den fertig gebackenen Blumenkohl auf die Teller auslegen und zusammen mit dem Pesto servieren.

Grünkohlsuppe mit Süßkartoffeln

Zubereitungszeit: 40 Minuten
Portionen: 4
Kalorien pro Portion: 278 kcal

Zutaten:

- 1 Zwiebel
- 1 Knoblauchzehe
- 2 Möhren

- 400 g Süßkartoffeln
- 150 g Knollensellerie
- 2 EL Olivenöl
- 1 EL Butter
- Salz
- Chilipulver
- 1 Liter Gemüsebrühe
- 200 g Grünkohl
- 40 g Pekannüsse
- 200 g Joghurt

Zubereitung:

Zunächst Süßkartoffeln, Sellerie, Möhren, Knoblauch und Zwiebel schälen und in kleine Würfel schneiden. Nachdem das Öl in einem Topf erhitzt wurde, dass eben zerkleinerte Gemüse 2-3 Minuten anbraten. Dabei nach Belieben mit Salz und Chilipulver abschmecken, die Gemüsebrühe hinzugeben und bei geringer Hitze 20 Minuten köcheln.

Den Grünkohl 1-2 Minuten in Salzwasser kochen. Danach abgießen, das Wasser abtropfen und letztlich den Grünkohl grob hacken.
Butter in der Pfanne erhitzen und den Grünkohl bei mittlerer Hitze für Minuten kochen.

Suppe fein pürieren, danach vom Herd herunternehmen, die Hälfte des Joghurts hinzugeben und mit Salz und Chilipulver verfeinern.
Vor dem Servieren Pekannüsse fein hacken und garnieren.

Gebackener Kürbis in Ingwer-Kräuter-Knoblauch Marinade

Zubereitungszeit: 40 Minuten

Portionen: 2

Kalorien pro Portion: 405 kcal

Zutaten:

- 300 g Hokkaido Kürbis
- 2 Knoblauchzehen
- 2 Knoblauchknollen
- 2 Zwiebel/n rot
- 8 Stängel Thymian, frisch
- 1 Stängel Rosmarin, frisch
- 10 gerieben Ingwer
- 1/2 Zitrone frisch gepresst
- 1 Prise Meersalz (Fleur de sel)
- 1 Prise Pfeffer schwarz
- 1 EL Balsamicoessig
- 6 EL Olivenöl

Zubereitung:

Hokkaido Kürbis waschen, zweiteilen und die Kerne entfernen, anschließend in ca. 1 cm dicke Scheiben zerschneiden.

Zwiebel abziehen und vierteln. Knoblauchzehen häuten und mit Hilfe der Knoblauchpresse in die Schüssel drücken.

Ingwer schälen und fein in die Schüssel hobeln. Thymian und Rosmarin waschen und mit einem Küchentuch abtrocknen. Vom Rosmarin die Nadeln abstreifen und fein hacken. Vom Thymian die kleinen Blätter vom Stängel streifen. Kräuter in die Schüssel füllen.

Zitrone ausdrücken und zusammen mit dem Öl und dem Balsamico in die Schüssel füllen und alles ordentlich miteinander verrühren.

Backofen auf 180°C Umluft stellen. Kürbisscheiben in die Marinade legen und den Kürbis ordentlich damit einschmieren, die Stücke auf ein mit Backpapier belegtes Backblech setzen und verteilen.
Zwiebelstückchen in die restliche Marinade einrühren und zwischen den Kürbisscheiben träufeln.

Zwei Knoblauchknollen quer in der Mitte zweiteilen und zwischen dem Kürbis auslegen. Mit Salz und Pfeffer verfeinern.
Für etwa 15-20 Minuten im Ofen ausbacken. Anschließend kurz runterkühlen lassen und servieren.

Spinat und Feta Quiche mit Buchweizenkruste

Zubereitungszeit: 60 Minuten
Portionen: 4
Kalorien pro Portion: 494 kcal

Zutaten:

- 3 große Eier

- 100 ml doppelte Sahne
- 100 ml Crème fraîche
- 1 Prise geriebene Muskatnuss
- ½ TL getrockneter Thymian
- Frisch gemahlener schwarzer Pfeffer
- 15 g Butter
- 150 g Buchweizen
- 1 TL Olivenöl
- 150 g frischer Spinat, grob gehackt
- 1/2 Knoblauchzehe, geschält und zerkleinert
- 100 g Fett-Käse, in kleine Würfel geschnitten

Zubereitung:

Den Ofen auf 190°C vorheizen. Eier, Doppelrahm, Crème fraîche, Muskatnuss, Thymian und schwarzen Pfeffer in eine Schüssel geben und beiseitestellen.

Eine flache Tortenform mit einem Durchmesser von etwa 24 cm nehmen. Die Form mit der Butter gründlich und bis in alle Ecken einfetten und darauf achten, dass der Boden und die Seiten großzügig bedeckt sind. Den Buchweizen in die Form kippen. Die Form leicht anheben und den Buchweizen mit der Butter auf dem Boden und an den Seiten der Form bedecken und anhaften lassen. Dann etwas schütteln, damit der restliche Buchweizen gleichmäßig auf dem Boden der Schüssel sitzt.

In einer Pfanne mit Deckel das Öl leicht erhitzen und den Spinat und den Knoblauch hinzufügen. Das Öl leicht einrühren, bis es brutzelt. Den Deckel auf die Pfanne legen, den Herd ausschalten und 2 Minuten ziehen lassen. Den Spinat über den Boden der Form verteilen. Den Feta über den

Spinat verteilen. Nun mit einem Schneebesen die Eier und die Sahne zusammenschlagen, bis sie völlig glatt sind. Den Spinat über das Gericht gießen.

Den Spinat 45 Minuten backen oder bis die Mitte fast etwas wackelig ist. Diese Quiche schmeckt sowohl heiß als auch kalt köstlich.

Kurkuma und gebratene Nüsse

Zubereitungszeit: 25 Minuten
Portionen: 8
Kalorien pro Portion: 195 kcal

Zutaten:

- 250 g Erdnüsse
- 1 EL Honig
- 1 EL Kristallzucker
- 1 TL gemahlener Kreuzkümmel
- 1 TL Salz
- 1/2 TL Chilipulver
- 1/2 TL gemahlene Kurkuma
- 1/2 TL geräucherter Paprika

Zubereitung:

Den Ofen auf 160°C vorheizen. Ein Backblech mit einem Silikonblatt oder Backpapier auslegen.

In einer großen Schüssel die Erdnüsse mit dem Honig mischen. In einer separaten kleinen Schüssel Zucker, Kreuzkümmel, Salz, Chilipulver, Kurkuma und geräucherten

Paprika mischen. Den Zucker und die Gewürzmischung zu den Erdnüssen geben und gut durchschütteln, um sie gleichmäßig zu bestreichen. Die Erdnüsse auf das vorbereitete Backblech verteilen.

Etwa 20 Minuten backen, dabei alle 5 Minuten umrühren, bis der Belag zu binden beginnt. Aus dem Ofen nehmen und auf dem Blech vollständig auskühlen lassen. Größere Klumpen aufbrechen und in einem luftdichten Behälter bis zu 2 Wochen aufbewahren.

Quinoa-Mittag mit Hähnchen

Zubereitungszeit: 30 Minuten
Portionen: 2
Kalorien pro Portion: 592 kcal

Zutaten:

- 2 Hähnchenbrust Bio Qualität
- 60 g Quinoa
- 50 g Rotkohl roh
- 1 Möhre/n
- 40 g Kürbiskerne, schalenlos
- 1 Limette
- 3 EL Olivenöl
- 1 Prise Meersalz (Fleur de sel)
- 1 Prise Pfeffer schwarz

Zubereitung:

Hähnchenbrust gründlich waschen und mit Küchenkrepp abtrocknen. Quinoa in ein Sieb füllen und unter kaltem Wasser gründlich waschen. Anschließend für 8-10 Minuten in einem kleinen Topf mit Wasser garen lassen.

Vom Rotkohl die äußeren Blätter abschneiden und ein Stück des Kohls in feine Streifen aufschneiden, alternativ mit einem Gemüsehobel bearbeiten. Möhre mittels Sparschäler schälen und fein reiben.
Rotkohl und Möhre in eine Schüssel gemeinsam geben und zusammen mit den Kürbiskernen verrühren, anschließend auf zwei Dosen oder Gläser aufteilen.

Wenn der Quinoa soeben bissfest ist, das Wasser abgießen und die Quinoa im Topf ausdampfen lassen. Quinoa dann mit dem frisch gepressten Limettensaft und einer Prise Salz veredeln.

Öl in eine Pfanne geben und erhitzen lassen, Hähnchenbrust auf beiden Seiten mit Salz und Pfeffer einstreuen, jede Seite für ca. 5 Minuten bei mittlerer Temperatur anbraten.Hähnchenbrust auf einem Küchenkrepp abtropfen und auskühlen lassen.

Hähnchenbrust in Streifen aufschneiden und mit dem Quinoa Salat anrichten. Vor dem Verzehr noch etwas Olivenöl über den Rohkostsalat träufeln.

Rindfleisch mit Brokkoli

Zubereitungszeit: 15 Minuten

Portionen: 2

Kalorien pro Portion: 409 kcal

Zutaten:

- 1 EL Maisstärke
- 1 EL Wasser
- 1 Knoblauchzehe, geschält und zerdrückt
- 250g Bratsteak, in dünne Streifen geschnitten
- 2 TL Rapsöl
- 1 kleine rote Zwiebel, in Keile geschnitten
- 1 kleinköpfiger Brokkoli, in kleine Röschen geschnitten
- 2 EL Sojasoße
- 1 EL dunkelbrauner Zucker
- ½ Löffel gemahlener Ingwer

Zubereitung:

Maisstärke, Wasser und Knoblauch mischen und glattrühren. Das Steak hinzugeben und umrühren, bis es vollständig umhüllt ist. Das Öl in einer flachen, breiten Pfanne bei starker Hitze erhitzen. Wenn es heiß ist, das Rindfleisch einwerfen und schnell anbraten, bis es gerade gar ist. Mit einem Schaumlöffel aus der Pfanne nehmen und beiseite stellen.

Zwiebeln und Brokkoli in die Pfanne geben, durch schwenken, die Hitze ein wenig reduzieren und 4-5 Minuten kochen lassen, bis es zart ist.
Sojasoße, braunen Zucker, Ingwer und Maismehl glattrühren. Das Rindfleisch wieder in die Pfanne geben und die

Sojasaucenmischung dazugeben. Gut umrühren und weitere 2 Minuten durchkochen.

Rindersteak mit Rucola und Cherrytomaten

Zubereitungszeit: 15 Minuten
Portionen: 1
Kalorien pro Portion: 435 kcal

Zutaten:

- 1 Rindersteakhüfte, Scheibe
- 100 g Cherrytomaten
- 20 g Rucola, frisch
- 1 Stängel Rosmarin, frisch
- 1 Prise Meersalz (Fleur de sel)
- 1 Prise Pfeffer schwarz
- 30 g Butter
- 1 EL Olivenöl

Zubereitung:

Rindfleisch abwaschen und trockentupfen. Rosmarin abwaschen und trockentupfen. Butter und Öl in der Pfanne heiß werden lassen und dann das Rindersteak zusammen mit dem Rosmarinzweig in die Pfanne legen.

Steak für wenige Minuten anbraten, dann umdrehen und auf der anderen Seite für wenige Minuten anbraten. Steak mit Salz und Pfeffer verfeinern und auf einen Teller legen. Steak kurz ausruhen lassen.

Währenddessen Rucola abwaschen und in der Salatschleuder abtrocknen. Zu lange Stiele beim Rucola abtrennen. Tomaten waschen und trocknen lassen, dann in zwei Hälften schneiden. Rucola und Tomaten zum Steak setzen und alles abschließend mit Salz und Pfeffer verfeinern. So angerichtet warm genießen.

Abendessen

Pute mit Rotweinsoße

Zubereitungszeit: 40 Minuten + Backzeit 3 Stunden 20 Minuten
Portionen: 6
Kalorien pro Portion: 247 kcal

Zutaten:

- 1 St Babypute (3400g)
- 2 St Zwiebeln
- 1 St Möhre
- 1 St Apfel
- 1 Bund Suppengrün
- 600 ml Rotwein trocken
- 400 ml Hühnerfond
- 100 g Speck
- 1 EL Tomatenmark Salz, Pfeffer, Paprika, Beifuß, Butter

Zubereitung:

Die waschen und den Bürzel abschneiden.

Dann 1 Zwiebel, den Apfel und die Möhre grob würfeln und dem Federvieh in den Bauch drücken. Mit den Gewürzen die dumme Pute außen und innen kräftig würzen. Gut vernähen. Das Suppengrün und die Zwiebel grob würfeln und mit dem Speck etwas Öl anschwitzen.

Tomatenmark ebenfalls anschwitzen und alles mit Wein und Brühe ablöschen. Die Pute in die Soße legen und für ca. 3 Std. bei 180 Grad Ober-/Unterhitze im Ofen schmurgeln lassen. Zwischendurch ab und zu mit dem Fond übergießen. Danach aus dem Ofen nehmen.

Die Pute im ausgeschalteten Ofen zwischenparken und jetzt kümmern wir uns um die Beilagen. Die Soße passieren, evtl. nachwürzen und reduzieren. In der Zwischenzeit die Beilagen zubereiten. Bei mir waren es Rotkohl und Klöße. Vor dem servieren die Soße noch mit etwas Butter montieren. Die Pute tranchieren und alles lecker anrichten.

Mini Puten Burger mit Petersiliensalat

Zubereitungszeit: 30 Minuten
Portionen: 4
Kalorien pro Portion: 363 kcal

Zutaten:

- 500 g Putenhackfleisch

- Salz und frisch gemahlener schwarzer Pfeffer
- 1 TL Zwiebelpulver
- 1 TL gemischte getrocknete Kräuter
- 1 TL Paprika
- 1/2 TL gemahlene Kurkuma
- 1 Knoblauchzehe, geschält und zerdrückt
- 20 g Petersilie, fein gehackt
- 2 TL Maisstärke
- 1 EL Olivenöl

Für den Petersiliensalat:

- 150 g Couscous
- Saft von 2 Zitronen
- 1 EL natives Olivenöl
- Salz und frisch gemahlener Pfeffer
- 1/4 TL gemahlener Zimt
- 1/4 gemahlener Koriander
- Prise gemahlene Nelken
- Prise gemahlener Ingwer
- 4 Tomaten, fein gehackt
- 2 Frühlingszwiebeln, in feine Scheiben geschnitten
- 100 g Petersilie, entstielt, Blätter sehr fein gehackt

Zubereitung:

Für den Petersiliensalat geben Sie den Couscous in eine Schüssel und fügen den Zitronensaft, das native Olivenöl und viel Salz und Pfeffer hinzu.

Alle Gewürze hinzufügen, aber mit Vorsicht, vor allem mit Zimt und Nelken.

Umrühren und kombinieren. Reichlich Wasser darüber gießen, um den Couscous großzügig zu bedecken. Etwas 10 Minuten ruhen lassen, bis das gesamte Wasser absorbiert und der Couscous angeschwollen und bissfest gekocht ist.

Das Wasser während der Ruhezeit nach Bedarf nachfüllen. In der Zwischenzeit Tomate, Frühlingszwiebel und Petersilie miteinander vermischen.

Den Salat mit dem würzigen Couscous mischen und vor dem Servieren mindestens 5 Minuten lang schmelzen lassen.

Das Putenfleisch in eine große Schüssel geben und mit Salz und Pfeffer, dem Zwiebelpulver, getrockneten Kräutern, Paprika, Kurkuma, Knoblauch, Petersilie und Maisstärke großzügig würzen. Mit den Händen gut vermischen und dabei dir Hackfleischstränge aufbrechen.

Nach dem gründlichen Mischen aus der Mischung tischtennisballgroße Klumpen herausziehen, sanft zu Bällen rollen und dann durch leichten Druck in der Handfläche flachdrücken. Die Burger auf einen Teller legen. Die Mischung sollte 12 bis 14 kleine Burger ergeben.

Das Öl in einer großen Pfanne erhitzen und die Burger darin ausbreiten, 4 Minuten ungestört braten lassen, mit einem Schaumlöffel wenden und weitere 4 Minuten braten lassen. Die Burger mit dem Petersiliensalat servieren.

Teriyaki Lachs mit chinesischem Gemüse

Zubereitungszeit: 10 Minuten

Portionen: 2

Kalorien pro Portion: 520 kcal

Zutaten:

- 1 Daumen (5 cm) frischer Ingwer, geschält und gerieben
- 1 EL Sojasauce
- 1 TL Fischsauce
- 1 TL Honig
- 1 TL Sesamöl
- 2 Lachsfilets, ohne Haut, geviertelt
- 1 Schalotte, geschält und in dünne Scheiben geschnitten
- 1/2 Möhre, geschält und in Stäbchen geschnitten
- 1 Knolle Fenchel, in dünne Scheiben geschnitten
- 1 Knolle Pak Choi, in Scheiben geschnitten
- 100 g Grünkohlblätter, Stiele entfernt und zerrupft

Zubereitung:

Ingwer, Soja, Fischsauce, Honig und Sesamöl in einer breiten Schüssel verrühren.

Die Lachsstücke in die Schüssel legen, sie drehen und jedes Stück mit der Sauce bedecken. Den Lachs ruhen lassen, während der Rest der Mahlzeit zubereitet wird.

In einer großen Bratpfanne mit Deckel etwa 0,5-1 cm tiefes Wasser hinzufügen und zum Kochen bringen. Die Schalotte, die Karotte und den Fenchel hinzufügen. Den Deckel auf die Pfanne legen und 4 Minuten kochen lassen.

Pak Choi und Grünkohl hinzufügen, leicht durchrühren und etwas mehr Wasser hinzufügen, wenn die Pfanne trocken aussieht. Die Lachsstücke auf dem Gemüse anrichten und mit der restlichen Marinade übergießen. Den Deckel wieder auf die Pfanne legen und 8 Minuten lang dämpfen, bis der Lachs gar ist.

Wintergemüse-Suppe

Zubereitungszeit: 20 Minuten + 30 Minuten
Portionen: 2
Kalorien pro Portion: 289 kcal

Zutaten:

- 275 g frischer Grünkohl
- Salz, Pfeffer
- 1 rote Zwiebel
- 1 EL Olivenöl
- 1 EL spanisches Paprikapulver (geräuchert)
- 1 TL Paprikapulver (rosenscharf)
- 650 ml klassische Gemüsebrühe
- 240 g Kichererbsen (Dose; Abtropfgewicht)
- 4 Eiertomaten
- 1 TL flüssiger Honig
- 1 kleine Bio-Zitrone (nach Belieben)

Zubereitung:

Grünkohl abwaschen und reinigen, dabei die harten Stiele und Blattrippen abtrennen, Kohl erneut gründlich waschen.
Salzwasser zum Kochen bringen und den Grünkohl für 3-4 Minuten garen.
Anschließend den Grünkohl abgießen und unter kaltem Wasser abschrecken, damit die Farbe und der Biss beim Grünkohl nicht abhandenkommen. Anschließend gut abtropfen lassen und grob zerkleinern.

Zwiebel häuten, in vier Teile aufschneiden und im Anschluss in feine Streifen filetieren.
Öl in einen geeigneten und großen Topf aufheizen, Zwiebel und Grünkohl darin 4 Minuten schwitzen lassen.

Paprikapulver einrühren und kurz mit dem Gemüse schwitzen lassen.
Die Brühe anschließend einfließen lassen und alles gründlich zum Kochen bringen.
Bei mittlerer Temperatur 20 Minuten einkochen lassen.

Kichererbsen in ein Sieb geben und unter fließendem Wasser waschen und abtropfen lassen. Dann in die Suppe geben und 10 weitere Minuten mitkochen.
Tomaten gründlich waschen, in vier Teile aufschneiden, Kerne auslösen und das Fruchtfleisch fein würfeln. Kurz vor dem Ende der Garzeit den Honig in die Suppe träufeln und darin einrühren.

Zitrone heiß abwaschen, trockentupfen und die Schale fein in Zesten reiben.
Nach Belieben 1/2 - 1 TL Zitronenschale in die Suppe geben und gründlich verrühren.

Mit Salz und Pfeffer verfeinern und heiß in Suppentellern anrichten.

Geräucherter Lachs und Kartoffelsalat

Zubereitungszeit: 25 Minuten
Portionen: 1
Kalorien pro Portion: 348 kcal

Zutaten:

- 120 g Kartoffeln, geviertelt
- 50 g gefrorene Sojabohnen
- 80 g junge Spinatblätter
- 40 g Räucherlachs, in Streifen geschnitten

Für das Dressing:

- 2 TL kaltgepresstes Olivenöl
- 1 Schalotte, geschält und sehr fein gehackt
- 1 TL Balsamico-Essig
- ½ TL Senf
- Salz und frisch gemahlener schwarzer Pfeffer

Zubereitung:

Die Kartoffeln 18-20 Minuten dämpfen, bis sie weich sind. Sojabohnen während der letzten 4 Minuten der Kochzeit hinzufügen. Zum Abkühlen beiseitestellen.

Das native Olivenöl in einer kleinen Pfanne sehr vorsichtig erhitzen.

Die Schalotte hinzufügen und 5 Minuten leicht anbraten. Vom Herd nehmen und den Balsamico-Essig, Senf , Salz und Pfeffer hinzufügen.

Die Spinatblätter auf einen Servierteller anrichten. Die Kartoffeln und Bohnen hinzufügen. Leicht durch das Dressing schwenken. Zum Schluss den Räucherlachs über dem Teller anrichten.

Cremige Fischpastete

Zubereitungszeit: 30 Minuten
Portionen: 24
Kalorien pro Portion: 359 kcal

Zutaten:

- 1 TL Olivenöl
- 1 Schalotte, geschält und fein gehackt
- 1 Stangensellerie, geschnitten und fein gehackt
- 1 Knoblauchzehe, geschält und in dünne Scheiben geschnitten
- 1 x 125 g Lachsfilet, ohne Haut, in Stücke geschnitten
- 2 x 200 g Seelachsfilet, ohne Haut, in Stücke geschnitten
- 2 x 125 g kleine geräucherte Forellenfilets
- 100 ml Milch

- 1 EL Dijon-Senf
- Wenige Zweige Dill, fein gehackt
- 150 g frische Sojabohnen
- 150 ml Crème fraîche
- Saft von ½ Zitrone
- Salz und frisch gemahlener schwarzer Pfeffer
- 2 Scheiben Vollkornbrot
- 10 g Petersilie
- Wenige Blätter Basilikum

Zubereitung:

Den Ofen auf 220 °C vorheizen.

In einem Kochtopf mit Deckel das Öl leicht erhitzen, Schalotte, Sellerie und Knoblauch dazugeben, umrühren, den Deckel auf die Pfanne legen und 5 Minuten schwitzen.

Den gesamten Fisch, die Milch, den Dijon-Senf und den Dill hinzufügen und auf kleiner Flamme köcheln lassen. 10 Minuten kochen lassen, Sojabohnen hinzufügen und weitere 5 Minuten kochen lassen. Vom Herd nehmen und die Creme fraîche, den Zitronensaft sowie Salz und Pfeffer unterrühren. In eine flache Auflaufform geben.

Das Brot, die Petersilie und das Basilikum in eine Küchenmaschine geben und so lange vermischen, bis eine feine Panade entsteht. Über den Fisch streuen. Im Ofen 5 Minuten oder bis die Oberseite goldfarben ist backen

Miso-Suppe

Zubereitungszeit :10 Minuten

Portionen: 2-3

Kalorien pro Portion: 88 kcal

Zutaten:

- 10 g Wakame
- 1 Liter Wasser
- 5 g Instant-Dashi Pulver
- 100 g Tofu, in Würfel geschnitten
- 1 gehäufter EL (25 g) weiße Misopaste
- 2 Frühlingszwiebeln, geschnitten und gehackt

Zubereitung:

Wakame in eine kleine Schüssel oder Tasse geben und großzügig mit Wasser bedecken. Einige Minuten einweichen lassen.

In einen großen Topf 1 Liter Wasser zum Kochen bringen und das Instant Dashi-Pulver unterrühren, bis es sich aufgelöst hat. Die Hitze auf einen Siedepunkt herunterdrehen und den Tofu hinzufügen. Das Wakame aus der Einweichflüssigkeit entfernen, das Wasser wegschütten und das Wakame in die Suppe geben. 2 Minuten kochen lassen.

Die Misopaste in eine Schüssel geben und jeweils einen Esslöffel der Dashi-Brühe hinzufügen und umrühren, bis sich das Miso aufgelöst hat und eine glatte, dicke Sauce entsteht.

Den Topf vom Herd nehmen und dann das Miso einrühren. Die Suppe abschmecken und nach Wunsch etwas mehr Miso hinzufügen.

Die Suppe in 2 Schüsseln servieren, wobei die gehackte Frühlingszwiebel gleichmäßig über jedes Gericht gestreut wird.

Süße-Kartoffelsuppe

Zubereitungszeit :40 Minuten
Portionen: 4
Kalorien pro Portion: 278 kcal

Zutaten:

- 1 rote Zwiebel
- 1 Knoblauchzehe
- 2 Möhren
- 400 g Süßkartoffeln
- 150 g Knollensellerie (1 Stück)
- 2 EL Olivenöl
- Jodsalz mit Fluorid
- Chilipulver
- 1 l Gemüsebrühe
- 200 g Grünkohl
- 40 g Erdnüsse
- 200 g Joghurt (1,5% Fett)

Zubereitung:

Zwiebel, Knoblauch, Möhren, Süßkartoffeln und Sellerie häuten, schälen und abziehen und in kleine Würfel aufschneiden.

Öl in einen Topf geben, heiß werden lassen und das gewürfelte Gemüse darin bei hoher Temperatur 3 Minuten scharf anbraten. Mit Salz und Chilipulver verfeinern, Brühe in den Topf schütten und bei kleiner Temperatur etwa 20 Minuten einkochen lassen.

Inzwischen Grünkohl gründlich reinigen, von den harten Stängeln lösen und Blätter in kochendem Salzwasser 1-2 Minuten blanchieren.
Grünkohl abschütten, mit kaltem Wasser nachspülen, auswringen und anschließend grob zerkleinern.

Butter in einer Pfanne zerlassen und heiß werden lassen. Grünkohl darin bei mittlerer Hitze ca. 5 Minuten anschwitzen. Inzwischen Erdnüsse hacken.

Suppe zu einer homogenen Masse pürieren und von der Hitze nehmen. 120 g Joghurt in die Suppe einrühren. Mit Salz und Chilipulver veredeln.

Süßkartoffelsuppe in 4 tiefe Teller aufteilen und mit restlichem Joghurt eine Joghurthaube garnieren. Grünkohl und Nüsse auf der Suppe dekorativ verteilen und servieren.

Endiviensalat mit Feta und getrockneten Tomaten

Zubereitungszeit: 10 Minuten

Portionen: 1

Kalorien pro Portion: 270 kcal

Zutaten:

- 50 g Endiviensalat
- 50 g Rucola
- 50 g jungen Spinat
- 50 g Feta
- 50 g getrocknete Tomaten
- 1 EL Hanfsamen, geschält
- 8-10 schwarze Oliven, entsteint
- 2 EL Olivenöl
- Meersalz, Pfeffer

Zubereitung:

Endiviensalat, Rucola und Spinat abwaschen und in der Salatschleuder trocknen.
Zu lange Stiele bei den Blättern abknipsen und große Blätter klein zupfen. Salatblätter auf einem Teller garnieren.
Feta in Würfel zerschneiden und mit den getrockneten Tomaten, Oliven und Hanfsamen über den Salat streuen.
Alles mit Olivenöl beträufeln und mit Salz und Pfeffer abschmecken.

Gemüsepfanne mit Ei und Petersilie

Zubereitungszeit: 15 Minuten

Portionen: 1

Kalorien pro Portion: 379 kcal

Zutaten:

- 3 Eier Größe M
- 1/2 Paprika, frisch rot
- 1/2 Paprika, frisch grün
- 1 Chilischote
- 2 Bund Petersilie
- 6 Cherrytomaten
- 1 EL Olivenöl
- 1 Prise Pfeffer schwarz
- 1 Prise Meersalz (Fleur de sel)

Zubereitung:

Paprika, Tomaten und Petersilie abwaschen und abtropfen lassen. Bei der Paprika die Trennwände und Kerne ausschneiden und in Stücke zerschneiden. Tomaten durchschneiden.
Petersilie hacken. Zwiebel abziehen und fein würfeln.

Olivenöl in der Pfanne heiß werden lassen und Zwiebel braten. Paprika und Tomaten beifügen und mitbraten.

Etwas gehackte Chilischote mit den Eiern, Salz und Pfeffer in einer Schüssel vermengen und alles zum Gemüse in die Pfanne füllen.

Mit dem Pfannenwender alles mehrmals verrühren und unterheben, sodass das Ei von allen Seiten angebraten wird. Gemüsepfanne mit Salz und Pfeffer verfeinern, die Petersilie darüber streuen und direkt in der Pfanne servieren.

Eintopf mit grünem Gemüse

Zubereitungszeit: 60 Minuten

Portionen: 4

Kalorien pro Portion: 380 kcal

Zutaten:

- 3 rote Zwiebeln
- 2 Knoblauchzehen
- 100 g weiche Chorizo
- 300 g Kartoffeln (5 Kartoffeln)
- 4 EL Olivenöl
- 1 Msp. Kreuzkümmel
- 800 ml klassische Gemüsebrühe
- 450 g Grünkohl
- 1/2 Bio-Zitrone
- 3 eingelegte Piri-Piri
- 350 g Garnelen (küchenfertig; ohne Kopf und Schale)
- Salz, Pfeffer

Zubereitung:

Zwiebeln und Knoblauch häuten und sehr fein würfeln. Wurst in feine Würfel aufschneiden.
Kartoffeln aus der Schale lösen, waschen und ebenfalls würfeln.
2 EL Olivenöl in einem Topf zerlassen. Zwiebeln darin 7-8 Minuten glasig schwitzen und gelegentlich umrühren.

Knoblauch und Chorizo mit in die Pfanne geben und weitere 2 Minuten alles gemeinsam braten lassen.
Kreuzkümmel, Kartoffeln und Brühe nun hinzufügen, einmal stark aufkochen lassen, dann Hitze reduzieren und etwa 20 Minuten bei mittlerer Hitze köcheln lassen.

Inzwischen den Grünkohl säubern, gründlich waschen und gut auswringen. Grünkohl in sehr feine Streifen schneiden oder auseinanderzupfen.

Zitrone heiß abwaschen, trockentupfen und etwas Schale in Zesten hobeln. Die Piri-Piri-Schoten trockentupfen, das Öl dabei nicht wegschütten. Die Schoten sehr fein zerkleinern und mit restlichem Öl und Zitronenschale verrühren.

Kartoffeln, Zwiebeln, Knoblauch und Wurst in der Brühe mithilfe eines Pürierstabs zu einer homogenen Suppe pürieren. Den Grünkohl in den Fond gleiten lassen und alles für weitere 10 Minuten bei mittlerer Hitze einkochen.

Garnelen gründlich abwaschen, trockentupfen und in den Eintopf geben. Alles erneut sprudelnd aufkochen, erneut Hitze reduzieren und weitere 2 Minuten einkochen lassen. Mit Salz und Pfeffer verfeinern. Eintopf mit dem Piri-Piri-Öl dekorativ beträufeln und in den Tellern angerichtet servieren.

Fernöstliches Curry

Zubereitungszeit. 40 Minuten
Portionen: 4

Kalorien pro Portion: 488 kcal

Zutaten:

- 200 g Basmati-Vollkornreis
- Salz, Pfeffer
- 800 g Süßkartoffeln (2 Süßkartoffeln)
- 1 EL Sesamöl
- 30 g grüne Currypaste (2 EL)
- 1/2 Limette (Saft)
- 300 ml Gemüsebrühe
- 200 ml Kokosmilch (9% Fett)
- 10 g Petersilie (0,5 Bund)

Zubereitung:

Reis und Wasser im Mischungsverhältnis 1:3 zubereiten.
In der Zwischenzeit die Süßkartoffeln aus der Schale lösen und zu Würfel aufschneiden.

Öl in einer großen, beschichteten Pfanne auf Temperatur bringen. Kartoffelwürfel darin bei mittlerer Temperatur etwa 5-8 Minuten anschwitzen. Currypaste zu den Kartoffeln geben und unter Rühren 2 Minuten mitschwitzen lassen.

Mit Limettensaft und Brühe angießen und Kokosmilch gründlich in den Sud einrühren. Curry bei mittlerer Temperatur 4-5 Minuten einkochen.
Inzwischen Petersilie gründlich säubern, trockentupfen und die Blätter von den Stängeln lösen und alles in feine Streifen aufschneiden.

Curry mit Salz und Pfeffer verfeinern, mit der Petersilie bestreuen und mit dem Reis gemeinsam drapiert servieren.

Rotkohl-Brokkoli-Allerlei

Zubereitungszeit: 30 Minuten + 10 Minuten
Portionen: 4
Kalorien pro Portion: 406 kcal

Zutaten:

- 200 g Buchweizen
- Salz, Pfeffer
- 300 g Rotkohl (1 Stück)
- 1 EL Balsamessig
- 300 g Brokkoli
- 150 g TK- Sojabohne in der Schote (Edamame)
- 1/4 TL Koriander
- 30 g Aprikosenfruchtaufstrich (2 EL)
- 3 EL Sojasauce
- 1 EL Zitronensaft
- 1/4 TL Sambal Oelek
- 1 EL Sesamöl
- 1 EL Rapsöl
- 4 Eier

Zubereitung:

Buchweizen mit Wasser abwaschen und auf einen Teil Buchweizen zwei Teile Wasser geben. Im Salzwasser den

Buchweizen für etwa 20 Minuten bissfest kochen.
Anschließend durchkühlen lassen.
Inzwischen den Rotkohl gründlich reinigen, abwaschen und in feine Streifen schneiden oder hobeln.

Mit Salz, Pfeffer und Balsamessig verfeinern, fest den Kohl kneten und so zur Seite stellen und ziehen lassen.

Brokkoli gründlich reinigen, abwaschen und mit den Sojabohnen in Salzwasser bei mittlerer Temperatur und abgedeckten Topf in etwa 10-12 Minuten al dente kochen.
Dann das Kochwasser abgießen, mit Salz, Pfeffer und Koriander würzen und warmhalten.

Inzwischen Aprikosenfruchtaufstrich, Sojasauce, Zitronensaft, Sambal Oelek, Sesamöl und 5 EL Wasser zu einer glatten Sauce aufschlagen.

Rapsöl in einer großen Pfanne zerlassen. Bei mittlerer Flamme in etwa 5-7 Minuten 4 Spiegeleier aufschlagen und braten. Mit Salz und Pfeffer verfeinern.
Zutaten auf 4 Schalen aufteilen, mit der Sauce beträufeln und mit dem Spiegelei drapiert servieren.

Spiegelei mit grünen Bohnen und Paprika

Zubereitungszeit: 20 Minuten
Portionen: 1
Kalorien pro Portion: 348 kcal

Zutaten:

- 2 Eier Größe M
- 150 g Bohnen grün
- 50 g Paprika frisch rot
- 50 g Rosenkohl frisch oder tiefgekühlt
- 30 g Erbsen grün roh tiefgekühlt
- 1 Schalotte
- 1 EL Olivenöl
- 1 Prise Meersalz
- 1 Prise Pfeffer schwarz

Zubereitung:

Bohnen abwaschen und säubern, dann in mundgerechte Stücke zerschneiden. Bohnen für 5-6 Minuten in einem Topf mit kochendem Wasser kochen.
Bohnen dann abschütten und im Sieb abtropfen lassen.

Frischen Rosenkohl säubern, die welken Blätter abschneiden und dann zweiteilen.
Tiefgekühlten Rosenkohl auftauen und dann durchschneiden.
Frische Erbsen aus der Schote löffeln, tiefgekühlte Erbsen auftauen lassen.

Paprika zweiteilen und die Kerne und Trennwände ausnehmen. Paprika in mundgerechte Stücke zerschneiden.
Schalotte abziehen und fein würfeln.

Olivenöl in der Pfanne heiß werden lassen und Schalottenwürfel anschwitzen. Bohnen, Rosenkohl, Erbsen und Paprika beifügen und alles rundum anbraten. Gemüse mit Salz und Pfeffer verfeinern.

In der Pfanne mittig etwas Platz schaffen und dort die Eier aufschlagen. Eier braten, nach Belieben die Pfanne mit einem Deckel abdecken, so werden die Eier auch an der Oberseite schneller essfertig. Spiegeleier würzen und alles heiß aus der Pfanne genießen.

Gelbe-Mungbohnen-Suppe mit Garnelen

Zubereitungszeit :40 Minuten
Portionen: 4
Kalorien pro Portion: 623 kcal

Zutaten:

- 400 g Garnelen, küchenfertig: ohne Kopf und Schale
- 6 El neutrales Öl, z.B. Maiskeimöl
- 1 El Tandoori-Gewürz
- Salz
- Pfeffer
- 2 Zwiebeln, ca. 100 g
- 2 Knoblauchzehen
- 40 g frischer Ingwer
- 200 g Mung Dal, aus dem Bio-Laden
- 1 Dose Kokosmilch, ungesüßt, 400 g Füllmenge
- 2 EL Kokosöl
- 1 TL Kreuzkümmel, gemahlen
- 0.5 TL Kurkuma, gemahlen

- 1 EL Currypulver, mittelscharf
- 50 g Koriandergrün
- 40 ml Limettensaft, ca. 2 Limetten
- Chilipulver

Zubereitung:

Garnelen abspülen und trocken tupfen. 2 EL Öl, Tandoori-Gewürz, Salz und Pfeffer verrühren. Garnelen untermischen und 10 Minuten marinieren.

Inzwischen Zwiebeln und Knoblauch würfeln. Ingwer schälen, die Hälfte fein reiben. Restlichen Ingwer in feine Streifen schneiden. Mung Dal in einem Sieb abspülen und abtropfen lassen. Kokosmilch gut schütteln.

Kokosöl in einem Topf erhitzen. Zwiebeln, Knoblauch und geriebenen Ingwer darin glasig dünsten. Mung Dal, Kreuzkümmel, Kurkuma und Currypulver zugeben und 1—2 Minuten mitdünsten. 325 ml Kokosmilch und 1,2 l Wasser zugeben, aufkochen und bei mittlerer Hitze 20 Minuten offen kochen lassen.

Koriander grob schneiden und mit restlicher Kokosmilch, Limettensaft, Salz, Pfeffer und 2 EL Öl in einem hohen Rührbecher mit dem Schneidstab fein pürieren. Mit Salz, Pfeffer und Chilipulver abschmecken.

Restliches Öl in einer Pfanne erhitzen. Garnelen darin 2 Minuten von beiden Seiten braten. Suppe mit dem Schneidstab fein pürieren, mit Salz und Pfeffer abschmecken.

Suppe mit Garnelen und Ingwerstreifen anrichten, mit Koriandersauce beträufeln und servieren.

Tokyo-Schmaus

Zubereitungszeit: 40 Minuten
Portionen: 2
Kalorien pro Portion: 574 kcal

Zutaten:

- 150 g Soba-Nudeln
- Salz
- 1 Limette
- 3 EL Sesam
- 2 EL Sojasauce
- 1 TL Agavendicksaft
- 50 ml klassische Gemüsebrühe
- 3 Frühlingszwiebeln
- 125 g Takuan
- 100 g Zuckerschoten
- 175 g fester Tofu

Zubereitung:

Soba-Nudeln nach Packungsanleitung zubereiten, das Wasser abgießen und unter kaltem Wasser kurz abspülen zum Abschrecken.
Limette quer aufschneiden und pressen. Sesam in einer ungefetteten Pfanne anrösten.

1 EL Sesam an die Seite stellen, Rest in einen Mörser füllen und zermartern.

Sojasauce, 2 EL Limettensaft, Agavendicksaft und Brühe gut miteinander verrühren. Zerstoßenen Sesam in den Sud geben und unterrühren.

Frühlingszwiebeln putzen, abwaschen und schräg in sehr dünne Scheiben aufschneiden. Takuan in dünne Streifen aufschneiden.
Zuckerschoten putzen, abbrausen und der Länge nach in feine Streifen zerschneiden.
30 Sekunden in Salzwasser angaren, Kochwasser abgießen und unter kaltem Wasser den Garprozess stoppen.

Nudeln, Zwiebeln, Takuan und Zuckerschoten in einer Schüssel mit 3/4 der Sesamsauce gründlich vermengen und marinieren lassen. Für etwa 10 Minuten alles ziehen lassen. Inzwischen eine Grillpfanne auf den Herd geben und auf Temperatur bringen. Tofu in Scheiben filetieren und die Schnittfläche mit restlicher Sesamsauce gründlich glasieren.

Tofu von jeder Seite 3 Minuten in der Grillpfanne braten. Nudelsalat auf Teller aufteilen, Tofu darauf anrichten und mit dem zurückgelegten Sesam garniert anrichten und servieren.

Danneberger-Gemüseallerlei

Zubereitungszeit: 30 Minuten

Portionen: 2

Kalorien pro Portion: 574 kcal

Zutaten:

- 1 Schalotte
- 400 g Wirsing
- 200 g säuerlicher Apfel (1 säuerlicher Apfel)
- 50 g getrocknete Datteln (ohne Stein)
- 2 EL Olivenöl
- 100 g rote Linsen
- 150 ml klassische Gemüsebrühe
- Salz, Pfeffer
- 50 g Walnüsse
- 50 g Rucola (ca 1/2 Bund

Zubereitung:

Schalotte häuten und fein hacken. Wirsing putzen, abwaschen und vom harten Strunk abtrennen.
Abtropfen lassen und in feine Streifen reißen.
Apfel abwaschen, mit Küchenpapier trocknen, in vier Teile schneiden, Kerne aus dem Apfel schneiden und alles fein würfeln.
Datteln aufschneiden und in Streifen filetieren.

Öl in einer großen beschichteten Pfanne bei hoher Temperatur aufheizen. Schalotte darin kurz glasig anschwitzen.

Wirsing zu den Schalotten geben und etwa 5 Minuten schwitzen lassen. Apfel, Linsen und Datteln zum Wirsing geben und bei mittlerer Temperatur weitere 2 Minuten dünsten.

Mit Brühe angießen und alles weitere 10 Minuten einkochen lassen. Mit Salz und Pfeffer verfeinern.

Während der Wirsing dämpft, Walnüsse grob hacken und in einer kleinen fettfreien Pfanne anrösten, bis sie beginnen, einen angenehmen Duft auszustoßen. Vom Herd holen und zur Seite stellen.

Rucola putzen, gründlich reinigen und hacken. Die Walnüsse über das Gemüse streuen und servieren.

Lachsfilet mit Dill-Dip

Zubereitungszeit: 15 Minuten
Portionen: 1
Kalorien pro Portion: 528 kcal

Zutaten:

- 1 Lachsfilet ca. 200 g
- 2 EL Olivenöl

Für den Dill-Dip:

- 2 EL Quark
- 1 EL Joghurt
- 2 EL gehackte Dillspitzen
- 2 EL Zitrone
- 1 TL Agavendicksaft
- Meersalz, Pfeffer

Zubereitung:

Lachsfilet abwaschen und trockentupfen. Olivenöl in der Pfanne heiß werden lassen und Lachsfilet von beiden Seiten kurz scharf braten.
Lachs mit der Pfanne für 5-10 Minuten in den vorgeheizten Backofen bei 175°C geben und dort garen lassen.

Währenddessen alle übrigen Zutaten in einer Schüssel durchmischen. Lachs aus dem Ofen holen, mit Salz und Pfeffer verfeinern und zusammen mit dem Dip anrichten.

Endivienwickel

Zubereitungszeit: 15 Minuten
Portionen: 2
Kalorien pro Portion: 122 kcal

Zutaten:

- 60 g Endiviensalat
- 60 g Paprika frisch rot
- 60 g Paprika frisch orange
- 60 g Paprika frisch grün
- 50 g Blumenkohl roh
- 50 g Gurke
- 2 Stängel Minze
- 4 Stängel Koriander, frisch
- 100 Joghurt, nach griechischer Art

- 1 EL Zitrone frisch gepresst
- 1 Prise Meersalz (Fleur de sel)
- 1 Prise Pfeffer weiß
- 1 Knoblauchzehe
- 1 TL Olivenöl

Zubereitung:

Gemüse gründlich säubern und trocknen lassen. Bei der Paprika das Kerngehäuse und die Trennwände ausnehmen und in schmale Streifen aufschneiden.
Blumenkohl in schmale Streifen zerschneiden. Gurke nach Bedarf mittels Sparschäler schälen und in Streifen aufschneiden.

Joghurt und Öl in einem Schälchen glattrühren. Knoblauch häuten, mit der Knoblauchpresse pressen und unter den Joghurt rühren. Joghurt mit etwas Zitronensaft, Salz und Pfeffer abschmecken.

Endiviensalat jeweils mit den Gemüsestreifen auslegen. Minze und Koriander waschen und trocknen, dann die Blätter vom Stängel zupfen und jeweils ein paar Blättchen auf die Gemüsestreifen streuen.

Abschließend etwas von dem Joghurt-Dip auf die Wickel geben und das Endivienpaket jeweils zu einer Gemüserolle rollen, nach Bedarf mit einem Holzstäbchen fixieren, damit sich nichts öffnet.

Hohenzollern-Pfanne

Zubereitungszeit: 10 Minuten

Portionen: 1

Kalorien pro Kalorien: 239 kcal

Zutaten:

- 100 g Brokkoli
- 50 g Paprika frisch rot
- 50 g Paprika frisch gelb
- 50 g rote Zwiebeln
- 100 g Kaiserschoten, frisch
- 2 mittlere Möhren
- 1 Prise Meersalz (Fleur de sel)
- 1 EL Olivenöl

Zubereitung:

Brokkoli gründlich waschen und die Röschen vom Stiel abschneiden. Paprika vom Kerngehäuse und Trennwänden befreien und in Streifen aufschneiden.
Zwiebel häuten und in Ringe aufschneiden. Kaiserschoten waschen und trocknen lassen.
Möhren mittels Sparschäler schälen und in dünne Stifte teilen.

Olivenöl in der Pfanne auslassen und auf Temperatur bringen. Das vorbereitete Gemüse in die Pfanne umschwenken und rundum anbraten, dabei mehrmals gründlich durchrühren, damit alles gleichmäßig bräunt. Alles mit Salz verfeinern und servieren.

Chicken mit Pesto Kruste

Zubereitungszeit: 25 Minuten

Portionen: 2

Kalorien pro Kalorien: 311 kcal

Zutaten:

- 20 g Basilikum
- 30 g glatte Petersilie
- 1 Prise Meersalz
- 20 g Pinienkerne
- 1 Esslöffel natives Olivenöl
- 10 g Parmesankäse, fein gerieben
- Frisch gemahlener schwarzer Pfeffer
- 2 x 150 g Hähnchenbrustfilets, ohne Haut

Zubereitung:

Den Ofen auf 200°C vorheizen.

Basilikum und Petersilie mit dem Meersalz in die Küchenmaschine geben und aufschlagen, bis eine breiartige Paste entsteht. Die Pinienkerne hinzufügen und erneut pürieren, wobei die Pinienkerne grob bleiben.

In eine Schüssel geben und das Olivenöl, den Parmesan und den schwarzen Pfeffer hinzufügen. Zusammen verrühren.

Das Hähnchenfilet halbieren und die vier Stücke auf ein Schneidebrot legen. Die Hähnchenstücke mit Frischhaltefolie abdecken und mit einem Nudelholz so lange zerdrücken, bis sie auf weniger als 1 cm Stärke rundherum plattgedrückt sind.

Die Hähnchenstücke auf ein Backblech legen und das Pesto unter ihnen verteilen. Das Pesto so verteilen, dass es die Oberseite aller Stücke gleichmäßig bedeckt. Im Ofen ca. 20 Minuten backen, bis das Pesto durchgebraten ist.

Mit Kartoffeln und einem Spinatsalat servieren.

Basmatireis mit Süßkartoffeln und Curry

Zubereitungszeit: 40 Minuten
Portionen: 4
Kalorien pro Kalorien: 488 kcal

Zutaten:

- 200 g Basmati-Vollkornreis
- Salz und Pfeffer
- 800 g Süßkartoffeln
- 1 EL Sesamöl
- 30 g grüne Currypaste (2 EL)
- ½ Limette (Saft)
- 300 ml Gemüsebrühe
- 200 ml Kokosmilch (9 % Fett)
- 10 g Petersilie

Zubereitung:

Reise nach Packung (etwa 35 Minuten) kochen.

In der Zwischenzeit Süßkartoffeln schälen und würfeln. Öl in einer Pfanne erhitzen und Kartoffelwürfel bei mittlerer Hitze 5-8 Minuten braten. Currypaste hinzugeben und etwa 2 Minuten anbraten. Mit Limettensaft und Brühe vermengen. Curry 5 Minuten bei mittlerer Hitze köcheln lassen.

Petersilie in Streifen schneiden. Curry mit Salz und Pfeffer würzen, mit Petersilie versehen und gemeinsam mit Reis servieren.

Scharfer Bohnen Burger mit Spinatsalat

Zubereitungszeit: 10 Minuten
Portionen: 2
Kalorien pro Portion: 230 kcal

Zutaten:

- 1 x 400 g Cannellini-Bohnen aus der Dose, gespült und abgetropft
- 1 EL Tomatenmark
- 1 EL Maismehl
- 2 Frühlingszwiebeln, geschnitten und gehackt
- 1 Knoblauchzehe, geschält und zerdrückt
- 1 TL Chili-Flocken
- 1/2 TL gemahlene Kurkuma
- 10 g Petersilie, fein gehackt
- Salz und frisch gemahlener schwarzer Pfeffer
- 1 EL Olivenol

Für den Salat:

- 100 g Spinatblätter
- 50 g Gurke, in Längsrichtung halbiert und in Scheiben geschnitten
- 2 TL natives Olivenöl
- 2 TL Zitronensaft

Zubereitung:

Die Bohnen in eine große Schüssel geben und mit einem Kartoffelstampfer oder einer Gabel gründlich zerdrücken. Das Tomatenmark, Maismehl, Frühlingszwiebel, Knoblauch, Chili-Flocken, Kurkuma und Petersilie hinzufügen. Großzügig mit Salz und Pfeffer würzen. Gut mischen.

Die Mischung in vier Portionen teilen und zu Kugeln formen, dann etwas flachdrücken, um einen Burger zu formen. Bei Bedarf 20 Minuten kühl stellen oder bis zur Verwendung gekühlt aufbewahren. Die Burger halten ihre Form etwas besser, wenn sie gekühlt sind, aber sie sind genauso lecker, wenn sie sofort gekocht werden.

Das Öl in einer breiten Bratpfanne bei mittlerer Hitze erhitzen. Die Burger in die Pfanne geben und 3-4 Minuten braten lassen. Mit einer Fischscheibe wenden und bei Bedarf etwas mehr flachdrücken. Weitere 3-4 Minuten braten, bis sie goldbraun sind.

Den Salat über zwei Servierplatten zubereiten. Den Spinat und die Gurke auf beide Teller verteilen. Das Olivenöl und den Zitronensaft darüber träufeln. Servieren Sie den Salat mit zwei darüber angeordneten Burgern und einem zusätzlichen Spritzer Zitrone.

Hähnchenspieße mit Erdnusssauce

Zubereitungszeit: 60 Minuten
Portionen: 4
Kalorien pro Kalorien: 621 kcal

Zutaten:

Für die Marinade:

- 3 EL Currypaste, rot
- 3 EL Honig, flüssig
- 7 EL Öl
- 1 EL Sojasauce

Für die Sauce:

- 8 EL Chilisauce, süß-scharf, für Hühnchen
- 4 EL Erdnussbutter, ohne Stücke
- 1 EL Sojasauce
- 7 EL Milch

Zubereitung:

Man braucht 40 Schaschlikspieße aus Holz.

Hähnchenbrustfilets der Länge nach halbieren und dann in dünne Scheiben schneiden. Aus einem Filet erhält man etwa 6-7 Scheiben. Das Fleisch wellenförmig auf die Spieße stecken.

Aus Currypaste, Honig, Öl und 1 EL Sojasauce eine Marinade zubereiten und die Spieße damit einpinseln. Mind. 1 Stunde ziehen lassen.

Ofen vorheizen auf 200 Grad Umluft. Die Spieße auf einem mit Backpapier belegten Backblech verteilen, die Enden der Spieße sollten ein wenig über den Rand gelegt werden, damit sie nicht mit der Marinade in Berührung kommen, brennt sonst an.
Auf der mittleren Schiene dann von jeder Seite 8 Min. braten. Für 40 Spieße werden 2 Bratdurchgänge benötigt, es passen etwa 20 Stück auf 1 Blech. Die gebratenen Spieße herausnehmen und am besten über Kopf in einer Schüssel abtropfen lassen.

Für die Sauce die Chilisauce, Erdnussbutter, 1 EL Sojasauce und die Milch mit einem Handrührgerät vermengen. Je flüssiger die Sauce werden soll, umso mehr Milch gibt man hinzu.

Die Spieße dann von beiden Seiten mit der Sauce einstreichen.

Passt super zu einem kalten Buffet, für weniger Personen mit z.B. einem Salat als Hauptgericht oder auch als Vorspeise.

Salate

Grüner Salat - knackig und frisch

Zubereitungszeit: 15 Minuten

Portionen: 1

Kalorien pro Portion: 567 kcal

Zutaten:

- 150 g Grünkohl, frisch
- 100 g Süßkartoffel
- 100 g Cherrytomaten
- 100 g Avocado frisch Hass
- 2 EL Olivenöl
- 1 Prise Meersalz (Fleur de sel)
- 1 Prise Pfeffer schwarz
- 1 Prise Paprika Pulver
- 1 Prise Kurkuma Pulver

Zubereitung:

Süßkartoffel gut abwaschen und putzen, anschließend Süßkartoffel in Stücke aufschneiden und auf ein mit Backpapier ausgelegtes Backblech setzen. Süßkartoffel im Backofen 10-15 Minuten bei 160°C Umluft ausbacken.

Grünkohl gründlich waschen und gut abtrocknen. Tomaten ebenfalls gründlich waschen und je in zwei Hälften aufschneiden. Avocado der Länge nach teilen und den Kern vom Fruchtfleisch lösen, das Fruchtfleisch in Scheiben filetieren. Grünkohl und Tomaten in einer Salatschüssel miteinander vermengen.

Paprika- und Kurkuma Pulver, Salz und Pfeffer zum Olivenöl geben und zu einem homogenen Dressing verarbeiten.

Dressing zum Grünkohl in die Schüssel träufeln und alles gut miteinander einarbeiten.
Avocadofilets zum Salat legen und zuletzt die warmen Süßkartoffelstückchen aus dem Ofen holen und direkt darauf anrichten und umgehend servieren.

Eier Florentiner

Zubereitungszeit: 10 Minuten
Portionen: 1
Kalorien pro Portion: 215 kcal

Zutaten:

- 1 großes Ei
- 1 EL Mayonnaise
- 1/4 TL Dijon-Senf
- Saft von einer 1/2 Zitrone
- 1 TL natives Olivenöl
- Prise Salz
- 1/4 TL gemahlene Kurkuma
- 1/4 TL Cayennepfeffer
- 1 TL Kapern
- 1 TL Butter
- 1/4 TL Muskatnuss
- 50 g frischer Spinat, Stiele entfernt
- Prise Paprikapulver

Zubereitung:

Einen flachen Kochtopf mit 4-5 cm Wasser füllen. Auf kleiner Flamme köcheln lassen. Das Ei an der Seite der Pfanne aufschlagen und langsam ins Wasser eintauchen. Genau 1 Minute lang köcheln lassen.
Den Herd ausschalten und weitere 9 Minuten im langsam abkühlenden Wasser kochen lassen. Dies sollte ein gekochtes Ei mit einer flüssigen Mitte gewährleisten.
Als nächstes die Hollandaise zubereiten. Mayonnaise, Senf, Zitronensaft, Olivenöl, Salz, Kurkuma und Cayennepfeffer in einer kleinen Schüssel galttrühren. Die Kapern unterrühren.

In einer kleinen Pfanne mit Deckel die Butter und die Muskatnuss erhitzen, bis die Butter gerade anfängt zu brutzeln.
Den Spinat hinzufügen und 30 Sekunden lang durchrühren. Dann den Deckel auf die Pfanne legen, die Hitze ausschalten und den Spinat 2 Minuten welken lassen.

Zum Servieren den welkenden Spinat auf einen kleinen Teller geben, mit einem Schaumlöffel das Ei vorsichtig aus dem Wasser nehmen und auf den Spinat legen.

Mit der Sauce Hollandaise übergießen und mit einer Prise Paprikapulver bedecken.

SIRT Fruchtsalat

Zubereitungszeit: 10 Minuten

Portionen: 1

Kalorien pro Portion: 172 kcal

Zutaten:

- ½ Tasse frisch gebrühter Grüntee
- 1 TL Honig
- 1 Orange, geschält und halbiert
- 1 Apfel, entkernt und grob geschnitten
- 10 rote und kernlose Trauben
- 10 Baubeeren

Zubereitung:
Honig in den Grünetee vermengen. Wenn der Honig sich aufgelöst hat, dann den Saft einer halben Orange hinzugeben und abkühlen lassen.

Die andere Orangen Hälfte in Stückchen schneiden und zusammen mit den übrigen Zutaten in einer kleinen Schüssel zusammenfügen.

Vor dem Servieren die Grüntee-Honig-Orangen-Flüssigkeit in die Schüssel geben und für wenige Minuten einziehen lassen.

Sesam Chicken Salat

Zubereitungszeit: 10-15 Minuten
Portionen: 2
Kalorien pro Portion: 465 kcal

Zutaten:

- 1 TL Sesamkörner

- 1 Gurke, geschält, der Länge nach halbiert, mit einem Teelöffel entkernt und in Scheiben geschnitten
- 100 g Grünkohl, grob gehackt
- 60 g Pak Choi, sehr fein geschnitten
- 20 g Petersilie, gehackt
- 150 g gekochtes Huhn, zerkleinert

Für das Dressing:

- 1 EL natives Olivenöl
- 1 TL Sesamöl
- Saft von 1 Limette
- 1 TL Honig
- 2 TL Sojasauce

Zubereitung:

Die Sesamkörner in einer trockenen Bratpfanne 2 Minuten rösten, bis sie leicht gebräunt und duftend sind. Zum Abkühlen auf einen Teller geben.

In einer kleinen Schüssel Olivenöl, Sesamöl, Limettensaft, Honig und Sojasoße für das Dressing verrühren.

Gurke, Grünkohl, Pak Choi, rote Zwiebel und Petersilie in eine große Schüssel geben und vorsichtig verrühren. Über das Dressing gießen und erneut mischen.

Den Salat auf zwei Teller verteilen und mit dem zerkleinerten Hühnerfleisch belegen. Kurz vor dem Servieren die Sesamkörner darüber streuen.

Neptunsalat

Zubereitungszeit: 15 Minuten

Portionen: 1

Kalorien pro Portion: 379 kcal

Zutaten:

- 40 g Quinoa
- 1 Dose Thunfisch Filets Natur, Konserve
- 8 Cherrytomaten
- 10 g Romanasalat
- 20 g Rucola
- 20 g Zwiebel/n
- 1 Limette frisch gepresst
- 30 g Granatapfel
- 5 g Luzernensprossen (Alfalfa)
- 1 Prise Meersalz (Fleur de sel)
- 1 Prise Pfeffer schwarz

Zubereitung:

Quinoa in einem feinen Sieb unter fließendem Wasser gründlich ausspülen um die Bitterstoffe auszuschwemmen. Quinoa nach Packungsanleitung kochen, dann das Kochwasser abgießen und Quinoa im Sieb abtropfen lassen. Mit frischem Limettensaft, Salz und Pfeffer verfeinern.

Thunfisch abtropfen lassen. Gemüse, Salat und Rucola putzen, den Salat und den Rucola in einer Schale vermengen.

Zwiebel häuten, ein Viertel davon in feine Ringe aufschneiden.
Sprossen in einem Sieb ausspülen und gut trockentupfen.

In einem Glas die Quinoa befallen, dann etwas Salat und die Tomaten auf die Quinoa verteilen. Nun Thunfisch und Zwiebeln auf die Tomatenmasse füllen.
Anschließend mit Rucola und Sprossen das restliche Glas auslegen und als knuspriges Extra die Granatapfelkerne auf den Salat drapieren.

Rucola Salat mit bunten Tomaten

Zubereitungszeit: 10 Minuten
Portionen: 1
Kalorien pro Portion: 248 kcal

Zutaten:

- 50 g Rucola
- 1 Tomate/n
- 60 g Mozzarella
- 1 TL Sesam
- 1 EL Balsamico Creme Dattel & Feige nach Bedarf
- 1 Prise Meersalz (Fleur de sel)
- 1 Prise Pfeffer schwarz

Zubereitung:

Rucola abwaschen, abtropfen lassen und zu lange Stiele abtrennen. Tomaten abwaschen und klein aufschneiden. Mozzarella in Scheiben aufschneiden.

Sesam in einer heißen fettfreien Pfanne goldbraun anrösten. Rucola, Tomate und Mozzarella auf einem Teller drapieren und mit Sesam bestreuen. Balsamico nach Belieben über den Salat träufeln und servieren.

Nudelsalat

Zubereitungszeit: 40 Minuten
Portionen: 2
Kalorien pro Portion: 574 kcal

Zutaten:

- 150 g Soba-Nudel
- Salz
- 1 Limette
- 3 EL Sesam
- 2 EL Sojasauce
- 1 TL Agavendicksaft
- 50 ml klassische Gemüsebrühe
- 3 Frühlingszwiebeln
- 125 g Takuan
- 100 g Zuckerschoten
- 175 g fester Tofu

Zubereitung:

Nudeln nach Anleitung kochen. Limette halbieren und auspressen. Sesam in trockener Pfanne rösten, wovon ein Esslöffel aufgespart und der Rest in einem Mörser zerkleinert wird.

Sojasoße, 2 Esslöffel Limettensaft, Agavendicksaft und Brühe vermengen, dazu Sesam hinzugeben und glatt verstreichen. Frühlingszwiebeln, Zuckerschoten und Takuan in dünne, feine Scheiben schneiden. 30 Sekunden in Salzwasser kochen.[a]

Sirt-Steaksalat

Zubereitungszeit: 35 Minuten
Portionen: 2
Kalorien pro Portion: 441 kcal

Zutaten:

- 250 g kleine Papaya (1 kleine Papaya)
- 200 g Tomaten (3 Tomaten)
- 1/2 Zitrone
- 4 EL Tomatensaft
- 1 TL flüssiger Honig
- 4 EL Olivenöl
- 5 Stiele Koriander
- Salz, Pfeffer
- Tabasco
- 1 TL schwarze Pfefferkörner
- 300 g Rumpsteak (2 Rumpsteaks)

- 1 TL Paprikapulver (rosenscharf)
- 250 g kleiner Chinakohl (0.5 kleiner Chinakohl)

Zubereitung:

Das Fruchtfleisch der Papaya aus der Schale lösen und die Kerne mit einem Löffel auskratzen.
Fruchtfleisch in mundgerechte Stücke zerschneiden.
Tomaten abwaschen, in vier Teile schneiden, dabei die Stielansätze wegschneiden und die Kerne der Tomaten entfernen.

Tomaten und Papaya in einer Schüssel vermengen. Die halbe Zitrone pressen. Tomatensaft, 1 EL Zitronensaft, Honig und 2 EL Olivenöl verquirlen. Koriander abwaschen, trockenschütteln, Blätter vom Stiel streifen, hacken und unter die Tomatensauce ziehen. Mit Salz, Pfeffer und Tabasco nach eigenem Ermessen würzen und in die Papaya- und Tomatenmischung einrühren.

Pfefferkörner im Mörser stoßen. Steaks mittels eines Küchenkrepps trockentupfen. Eine Seite mit Paprikapulver würzen, beide Seiten im gemahlenen Pfeffer panieren und leicht mit Salz überziehen.

Das restliche Öl in eine Pfanne geben, heiß werden lassen und die Steaks darin auf jeder Seite bei hoher Temperatur 3 Minuten rundherum scharf braten. Steaks aus der Pfanne nehmen, in Aluminiumfolie ummanteln und 4 Minuten ausruhen lassen.

Inzwischen Chinakohl waschen, putzen und in feine Streifen filetieren.
Auf einer Platte anrichten und die Papaya-Tomaten-Mischung darauf geben. Die Steaks in jeweils 5 Scheiben filetieren, auf dem Salat drapiert anrichten und umgehend servieren.

Tropischer Gemüse-Salat

Zubereitungszeit: 25 Minuten
Portionen: 4
Kalorien pro Portion: 360 kcal

Zutaten:

- 1200 g Grapefruit (4 Grapefruits)
- 400 g reife Avocado (2 reife Avocados)
- 2 Frühlingszwiebeln
- 2 TL Kardamomkapseln
- 1/2 Zitrone
- 3 EL Olivenöl
- 2 EL Honig
- 1 Msp. Piment
- Salz, Pfeffer
- 40 g Brunnenkresse (1 Handvoll)

Zubereitung:

Grapefruits mit einem Messer so dick von dem Fruchtfleisch abschneiden, dass auch die weiße Innenhaut mit abgeschnitten wird.

Grapefruits aus den Trennhäuten lösen, dabei den Saft der Frucht in einer Schüssel einfangen.

Avocados in zwei Hälften zerteilen und die Steine mittels eines Esslöffels vom Fruchtfleisch ablösen. Die Hälften der Avocados zudem von der Schale befreien und das Fruchtfleisch in etwa 1 cm breite Spalten filetieren. Frühlingszwiebeln säubern, gründlich waschen und schräg in dünne Ringe aufschneiden.

Ganze Kardamomkapseln oder die ausgenommenen Kardamomsamen im Mörser gut zermartern. Zitronenhälfte pressen.

Grapefruitsaft, 2 TL Zitronensaft, Kardamom, Öl, Honig und Piment so lange rühren, bis sich alles gut verbunden hat. Das Gewürz-Dressing mit Salz und Pfeffer nach eigenem Ermessen verfeinern.

Von der Brunnenkresse die unteren dicken Stiele ausschneiden. Brunnenkresse abschneiden, gründlich waschen und trockenklopfen. Brunnenkresse grob hacken.

Brunnenkresse mit etwas 1/3 des Gewürz-Dressings gut verrühren. Avocadofilets, Frühlingszwiebeln, Grapefruitfilets und die eingelegte Brunnenkresse auf Tellern dekorativ auftragen.
Mit dem restlichen Gewürz-Dressing benetzen und umgehend genießen.

Weißer Salat

Zubereitungszeit: 20 Minuten

Portionen. 4

Kalorien pro Portion: 282 kcal

Zutaten:

- 1 Blumenkohl
- 2 EL Sesamöl
- 100 ml Gemüsebrühe
- 10 g Petersilie (0.5 Bund)
- 4 EL Joghurt (3,5% Fett)
- 1 EL Limettensaft
- 1 Dose Kichererbsen (225 g Abtropfgewicht)
- 200 g Zuckerschoten
- 5 getrocknete Datteln (entsteint)

Zubereitung:

Blumenkohl gründlich abwaschen, säubern und in kleine Röschen aufteilen. 1 EL Sesamöl in eine Pfanne geben, auf Temperatur bringen und die Blumenkohlröschen darin etwa 5 Minuten braten, bis sie gut geröstet sind. Mit Salz und Pfeffer verfeinern, Gemüsebrühe an den Blumenkohl gießen und einmal gut aufkochen lassen.
Anschließend an die Seite stellen und auskühlen lassen.

Nun die Kichererbsen in ein Sieb geben und unter kaltem Wasser waschen und abtropfen lassen. Zuckerschoten abwaschen, gegebenenfalls säubern und in zwei Hälften aufschneiden. Datteln klein hacken.

Petersilie gründlich waschen, abtrocknen und auch hacken. Mit Joghurt, Limettensaft und restlichem Öl zu einem sämigen Dressing verrühren. Dressing mit Kreuzkümmel, Kichererbsen, Zuckerschoten, Datteln und Blumenkohl mischen und einarbeiten und mit dem restlichen Joghurt-Dressing gereicht servieren.

Granatapfel, Feta und Walnusssalat

Zubereitungszeit: 5 Minuten
Portionen. 1
Kalorien pro Portion: 390 kcal

Zutaten:

- 75 g junge Spinatblätter, grob gehackt
- 50 g verzehrfertige oder gekochte Linsen
- 30 g Feta-Käse, in Würfel geschnitten
- 20 g Granatapfelkerne
- 20 g Walnüsse, halbiert

Für das Dressing:

- 1 EL Joghurt nach griechischer Art
- 1 TL Reisessig
- 1 Prise Zucker
- 1 TL Olivenöl
- 2 Blätter Minze, fein gehackt

Zubereitung:

Alle Zutaten für das Dressing in einer kleinen Schüssel kombinieren.

Die Spinatblätter und Linsen auf einem Servierteller anrichten. Mit dem Feta, den Granatapfelkernen und den Walnüssen belegen. Das Dressing darüber träufeln und servieren.

Salat a la Situinfood

Zubereitungszeit: 40 Minuten
Portionen: 2
Kalorien pro Portion: 204 kcal

Zutaten:

- 3 Eier
- 500 g Brokkoli
- 3 kleine getrocknete Tomaten
- Salz Pfeffer
- 1 EL Pinienkerne
- 150 g Joghurt (1,5% Fett)
- 1 TL Senf
- 1 TL Sesamöl
- 1 Knoblauchzehe
- 75 g braune Champignons (5 braune Champignons)

Zubereitung:

Eier in kochendem Wasser 8-10 Minuten hartkochen. Wasser abschütten, die Eier mit kaltem Wasser abschrecken und direkt pellen. Eier auskühlen lassen.

In der Zwischenzeit Brokkoli säubern, abwaschen und in Röschen aufteilen. Den Stiel mittels eines Sparschälers schälen und klein würfeln. Tomaten in feine Streifen filetieren.

Brokkoli zugedeckt 5-7 Minuten in ein wenig kochendem Salzwasser bei mittlerer Temperatur köcheln lassen. Tomatenstreifen ca. 3 Minuten mit zum Brokkoli geben. Brokkoli und Tomatenstreifen abgießen und gut austropfen lassen.

Währenddessen die Pinienkerne in einer kleinen Pfanne ohne Fett rösten und auf einem Teller völlig erkalten lassen.

Joghurt, Salz, Pfeffer, Senf und Öl zu einem Dressing glattrühren. Knoblauch häuten, durch eine Knoblauchpresse zum Joghurt drücken und unter den Joghurt rühren.

Champignons abputzen und in feine Scheiben aufschneiden.

Pilze, Tomatenstreifen und Brokkoli vorsichtig mit dem Joghurt-Dressing verbinden und 10 Minuten ruhen lassen.

Inzwischen die Eier in Spalten mittels eines Eierschneiders aufschneiden und zum Schluss vorsichtig unter den Salat heben. Den Eier-Brokkoli-Salat mit Pinienkernen garniert anrichten und servieren.

Grünkohlsalat mit Quinoa und Granatapfel

Zubereitungszeit: 40 Minuten

Portionen. 2

Kalorien pro Portion: 605 kcal

Zutaten:

- 250 g (möglichst zarte) Grünkohlblätter
- Saft von 1/2 Zitrone
- Salz
- 70 g (rote) Quinoa
- ½ Granatapfel
- 30 g Pekannusskerne
- 1 (Hass-) Avocado
- 2 EL Tahin (Sesammus)
- Saft von 1/2 Orange
- 3/4 TL Ras-el-Hanout (marokkanische Gewürzmischung)
- 1/4 TL Harissa (scharfe Gewürzpaste) oder Chilisauce (z.B Sriracha)
- Pfeffer

Zubereitung:

Den Grünkohl gründlich waschen und trocken schütteln. Die Blätter in mundgerechten Stücken von den Stielen zupfen (alle faserigen Teile entfernen) und in eine Schüssel geben. 1 EL Zitronensaft und 1-2 Prisen Salz dazugeben und den Grünkohl kräftig mit den Händen durchkneten. Dann mindestens 30 Min. ruhen und ziehen lassen.

Inzwischen die Quinoa in ein feines Sieb geben und mit heißem Wasser abbrausen - das hilft, unangenehme Bitterstoffe zu entfernen. 180 ml Wasser aufkochen und salzen. Die abgetropfte Quinoa dazugeben, aufkochen und bei geringer Hitze 15-20 Min. zugedeckt garen. Vom Herd nehmen und offen ausquellen und lauwarm oder kalt werden lassen.

Währenddessen die Granatapfelkerne aus Schale und Trennhäuten lösen. Pekannüsse nach Belieben kleiner hacken. Avocado halbieren, den Kern entfernen und das Fruchtfleisch mit einem Löffel aus den Schalen lösen. Die Avocado grob würfeln, mit 1 TL Zitronensaft mischen und zum Grünkohl geben. Tahin mit dem übrigen Zitronensaft, dem Orangensaft und 5-6 EL Wasser zu einem cremigen, leicht flüssigen Dressing verrühren. Mit Ras-el-Hanout, Harissa oder Chilisauce, Salz und Pfeffer würzen.

Die abgekühlte oder lauwarme Quinoa zum Grünkohl geben, das Dressing und einen Großteil der Granatapfelkerne und Pekannüsse untermischen. Den Salat mit Salz und Pfeffer abschmecken, mit übrigen Granatapfelkernen und Nüssen bestreuen und servieren.

Grünkohl wird hier nicht wie in vielen Hausmannskost-Rezepten so lange gekocht, bis nichts an Vitaminen und Mineralstoffen mehr übrig ist. Roh und knackig hat er davon von allen Gemüsesorten nämlich am meisten zu bieten.

.

Hirsesalat mit gerösteten Tomaten und Walnüssen

Zubereitungszeit: 45 Minuten

Portionen. 8

Kalorien pro Portion: 363 kcal

Zutaten:

Für den Salat:

- 200 g Hirse, ungekocht
- 400 g Cocktailtomaten
- 2 Knoblauchzehen, gehackt
- 40 ml natives Olivenöl
- 1/4 TL Salz
- 1/4 TL schwarzer Pfeffer
- 100 g kalifornische Walnusshälften
- 460 g weiße Bohnen (Dose, abgetropft)
- 15 g Petersilie, gehackt
- 110 g Parmesan

Für die Garnitur:

- Petersilie
- Eine Handvoll Walnüsse

Zubereitung:

Den Ofen auf 175°C (Umluft: 160°C; Gas: Stufe 2) vorheizen und in einem mittelgroßen Topf Hirse mit 450 ml Wasser zum Kochen bringen. Für mindestens 20 Minuten auf kleiner Hitze mit geschlossenem Deckel köcheln lassen bis die Hirse das Wasser voll aufgenommen hat und abkühlen lassen.

Währenddessen Tomaten mit Knoblauch, Olivenöl, Salz und Pfeffer vermischen und in einer ofenfesten Form für 25 Minuten rösten lassen. Walnüsse auf einem mit Backpapier ausgelegten Backblech rösten lassen, bis sie goldbraun sind und Beiseite stellen. Nach dem Auskühlen zerhacken.

Die weißen Bohnen unter die Tomaten mischen und für weitere fünf Minuten im Ofen garen. Anschließend Hirse, Walnüsse, Petersilie und Parmesan hinzufügen und miteinander vermengen. Vor dem Servieren mit Petersilie und Walnüssen nach Belieben garnieren.

.

Bohnen-Thunfischsalat

Zubereitungszeit: 40 Minuten
Portionen. 4
Kalorien pro Portion: 425 kcal

Zutaten:

- 400 g grüne Bohnen
- 400 g breite Wachsbohne
- 4 Zweige Bohnenkraut
- Meersalz
- 1 milde Zwiebel
- 3 EL Weißweinessig
- 1 EL Zitronensaft
- 6 EL Olivenöl
- 3 EL Schnittlauchröllchen
- 2 EL frisch gehackte Petersilie
- Pfeffer aus der Mühle

- Zucker
- 4 sehr frische Thunfischsteaks à ca. 150 g

Zubereitung:

Die Bohnen putzen, die Enden abknipsen und schräg in ca. 4 cm lange Stücke schneiden. Mit drei Zweigen Bohnenkraut in kochendem Salzwasser 6-8 Minuten bissfest garen. Anschließend abgießen, mit Eiswasser abschrecken und gut abtropfen lassen.

Die Zwiebel häuten und fein würfeln. Das übrige Bohnenkraut klein schneiden. Beides mit dem Essig, Zitronensaft, 4 EL Öl und Kräutern verrühren und mit Salz, Pfeffer und Zucker würzen bzw. abschmecken. Den Thunfisch abbrausen, trocken tupfen und mit Salz würzen. In einer heißen Grillpfanne im übrigen Öl von jeder Seite ca. 1 Minute braten. Aus der Pfanne nehmen und in Würfel schneiden. Die Bohnen mit dem Thunfisch und dem Dressing vorsichtig in einer Schüssel vermischen. Mit Salz und Pfeffer abschmecken und auf Teller verteilt servieren.

Chicorée-Orangen-Salat mit Walnüssen

Zubereitungszeit: 20 Minuten
Portionen. 4
Kalorien pro Portion: 244 kcal

Zutaten:

- 500 g Chicorée (4 Chicorée)

- 2 Orangen
- 1 EL Honig
- 3 EL weißer Balsamessig
- 4 EL Walnussöl
- Salz
- 40 g Walnusskerne
- frische Petersilie

Zubereitung:

Chicorée waschen, putzen, längs halbieren und den Strunk keilförmig herausschneiden. Blätter klein schneiden. Orangen schälen und Filets herausschneiden. Dabei den Saft auffangen und das restliche Fruchtfleisch ausdrücken.

Orangensaft mit Honig, Essig und Öl verrühren. Mit Salz abschmecken. Walnüsse grob hacken. Petersilie waschen und trocken schütteln.

Orangenfilets mit Chicorée und Dressing vermengen. Salat mit Walnüssen und Petersilie bestreut servieren

.

Tofu-Tomaten-Salat

Zubereitungszeit: 5 Minuten
Portionen. 1
Kalorien pro Portion: 120 kcal

Zutaten:

- 40 g Tofu

- 50 g Kirschtomate
- 50 g Ananas
- 1 TL Chili Sauce (süß-scharf, oder Mango-Chutney)
- Limettensaft

Zubereitung:

40 g Tofu, 50 g Kirschtomaten und 50 g Ananasstücke mit 1 TL süß-scharfer Chilisoße oder Mango-Chutney verrühren und ein paar Spritzern Limettensaft beträufeln.

Chicorée-Salat mit Datteln

Zubereitungszeit: 20 Minuten
Portionen. 4
Kalorien pro Portion: 135 kcal

Zutaten:

- 1 Zwiebel (klein)
- 1 Knoblauchzehe
- 50 g Datteln, getrocknet
- 1 Zitrone
- 2 EL Ahornsirup
- 2 EL Olivenöl
- Salz
- Pfeffer
- 1 Msp. Cayennepfeffer
- 4 Chicoréestauden
- 3 Navelorangen

Zubereitung:
Die Zwiebel und den Knoblauch schälen und fein hacken. Die Datteln entkernen und klein schneiden. Die Zitrone auspressen. Den Zitronensaft mit dem Ahornsirup, dem Olivenöl, Salz, Pfeffer und Cayennepfeffer in eine Schüssel füllen und mit einem Schneebesen zu einem cremigen Dressing verrühren. Zwiebeln, Knoblauch und Datteln untermischen.

Den Chicorée vom Ansatz befreien und in einzelne Blätter teilen. In einem Sieb abbrausen und gut abtropfen lassen. Die Orangen so schälen, dass die weiße Innenhaut mit entfernt wird. Dann in Scheiben schneiden und mit dem Chicoree auf vier Tellern anrichten. Mit dem süß-sauren Dressing gleichmäßig beträufeln.

Sommerlicher Buchweizensalat mit Avocado & frischen Kräutern

Zubereitungszeit: 25 Minuten
Portionen. 4
Kalorien pro Portion: 297 kcal

Zutaten:

- 200 g Buchweizen
- 1 Maiskolben
- 2 Karotten
- 1 rote Zwiebel
- 1 Zehe Knoblauch

- 3 EL Olivenöl
- 1 1/2 TL Kreuzkümmel
- 1 TL Salz
- 1 Bund Petersilie
- 1 Handvoll Koriander
- 1/2 Bund Basilikum
- 60 g Cocktailtomaten
- 1 Avocado
- 120 g schwarze Bohnen gekocht
- 1 Zitrone Saft ausgepresst

Zubereitung:

Buchweizen in der doppelten Menge Salzwasser aufkochen. 10 Minuten bei niedriger bis mittlerer Hitze mit geschlossenem Deckel köcheln lassen, anschließend abgießen und ausdampfen lassen.

Maiskolben 5 Minuten in reichlich kochendem Wasser garen, anschließend Körner vom Kolben schneiden. Karotten und Zwiebel in 5 mm große Würfel schneiden. Knoblauch fein hacken. 1 EL Olivenöl in eine heiße Pfanne geben. Karotten-, Zwiebelwürfel und Mais bei mittlerer Hitze 5 Minuten schmoren.

Nach 3 Minuten Knoblauch hinzugeben und mit Salz und Kumin abschmecken. Kräuter fein hacken, Avocado würfeln, Cocktailtomaten halbieren. Alle Zutaten in einer großen Schüssel gut vermengen. Bei Bedarf mit Salz abschmecken

Bohnensalat mit Feta

Zubereitungszeit: 25 Minuten

Portionen. 2

Kalorien pro Portion: 446 kcal

Zutaten:

- 300 g Grüne Bohnen
- 50 g Sonnenblumenkerne
- ½ TL Meersalz
- ½ Stk. Rote Zwiebeln
- 1 Stk. Rote Paprika
- 100 g Feta
- 200 g Cocktailtomate
- 1 EL Rapsöl
- 1 EL Weißer Balsamico
- ½ TL Zitronenpfeffer

Zubereitung:

Die Bohnen in etwas Wasser kurz aufkochen. Abkühlen lassen. Die Sonnenblumenkerne in einer trockenen Pfanne mit Salz goldgelb rösten. Immer wieder umrühren, damit sie nicht anbrennen. Zwiebel schälen und Zwiebel, Paprikafrucht und Fetakäse in Würfel schneiden. Cocktailtomaten in Spalten schneiden.

Die Bohnen in kleinere Stücke schnippeln, in eine Schüssel geben und mit Zwiebel, Paprikafrucht, Fetakäse und Tomate mischen. Aus Rapsöl, Balsamico-Essig, Zitronenpfeffer und Salz ein Dressing anrühren. Das Dressing unter den

Bohnensalat ziehen. Die Sonnenblumenkerne über den Bohnensalat streuen. Nun ist der Bohnensalat servierfertig.

Griechischer Salat Spieße

Zubereitungszeit: 10 Minuten
Portionen: 2
Kalorien pro Portion: 306 kcal

Zutaten:

- 2 Holzspieße, die vor dem Gebrauch 30 Minuten lang in Wasser eingeweicht werden
- 8 große schwarze Oliven
- 8 Kirschtomaten
- 1 gelbe Paprika, in 8 Quadrate geschnitten
- 1/2 Rote Zwiebel, halbiert und in 8 Stücke geteilt
- 100 g (ca.10 cm) Gurke, in 4 Scheiben geschnitten und halbiert
- 100 g Feta, in 8 Würfel geschnitten

Für den Verband:

- 1 EL natives Olivenöl
- Saft von 1/2 Zitrone
- 1 TL Balsamico-Essig
- 1/2 Knoblauchzehe, geschält und zerkleinert
- Wenig Blätter Basilikum, fein gehackt
- Wenig Blätter Oregano, fein gehackt
- Großzügiges Würzen mit Salz & frisch gemahlenem schwarzen Pfeffer

Zubereitung:

Jeden Spieß mit den Salatzutaten in der Reihenfolge: Olive, Tomate, gelbe Paprika, rote Zwiebel, Gurke, Feta, Tomate, Olive, gelbe Paprika, rote Zwiebel, Gurke, Feta einfädeln. Alle Dressing-Zutaten in eine kleine Schüssel geben und gut vermischen. Über die Spieße gießen.

Endiviensalat mit Kartoffelvinaigrette

Zubereitungszeit: 40 Minuten
Portionen. 2
Kalorien pro Portion: 260 kcal

Zutaten:

- 2 Eier
- 1 mehligkochende Kartoffel (80 g)
- 1/2 Endiviensalat
- 50 g magerer geräucherter Schinken am Stück
- 2 Schalotten
- 1 EL Weißweinessig
- 2 TL Sonnenblumenöl
- 1/4 TL Dijonsenf
- Salz
- schwarzer Pfeffer
- 1 EL geschnittene Gartenkresse

Zubereitung:

Die Eier hart kochen, dann kalt abschrecken und abkühlen lassen. Die Kartoffel waschen und in einem kleinen Topf mit Wasser bedeckt in etwa 20 Min. garen.

Inzwischen den Salat putzen, waschen und trocken schleudern. Die Blätter in 1 cm breite Streifen schneiden und auf zwei große Teller verteilen. Den Schinken in kleine Würfel schneiden. Die Schalotten schälen und fein würfeln. Die Eier pellen und hacken. Die Kartoffel abgießen und kalt abschrecken.

Für das Dressing die noch warme Kartoffel pellen und in einem tiefen Teller mit einer Gabel fein zerdrücken. Schalotten, Essig, 1 TL Öl, Senf, Salz und Pfeffer dazugeben und alles zu einer sämigen Sauce verrühren. Das Dressing auf dem Salat verteilen.

In einer beschichteten Pfanne das übrige Öl erhitzen und die Schinkenwürfel darin kross braten. Zusammen mit dem gehackten Ei auf dem Salat verteilen. Den Salat mit Kresse garnieren und sofort servieren.

Snacks

Wasabi Bohnen

Zubereitungszeit: 35 Minuten + Trocknungszeit

Portionen: 4

Kalorien pro Portion: 98 kcal

Zutaten:

- 250 g frische oder gefrorene Sojabohnen
- 6 TL Wasabi-Pulver
- 1 TL Salz
- 1/4 TL Zwiebelpulver
- 4 TL Wasser

Zubereitung:

Bei gefrorenen Sojabohnen ist es möglich, sie auf Küchenpapier vollständig aufzutauen und trocken zu tupfen. Den Ofen auf 160°C vorheizen. Sojabohnen mit Küchenpapier abtrocknen, bevor sie auf einem Backblech ausgebreitet und 30 Minuten lang gekocht werden.

5 Minuten vor Ende der Garzeit das Wasabipulver, Salz und Zwiebelpulver in eine Schüssel geben und mit dem Wasser zu einer glatten Paste verrühren. Zugedeckt 5 Minuten ruhen lassen.

Wenn die Bohnen gekocht sind, aus dem Ofen nehmen und sofort in die Wasabipaste schöpfen. Gründlich umrühren, sodass alle Oberflächen der Bohnen bedeckt sind, und zum Abkühlen und Austrocknen wieder auf das Backblech geben. Die Bohnen etwa eine Stunde auf dem Backblech lassen, bevor sie in einen luftdichten Behälter umgefüllt werden.

Brie und Traubensalat BOX

Zubereitungszeit: 5 Minuten

Portionen: 1

Kalorien pro Portion: 378 kcal

Zutaten:

- 50 g Grünkohl
- 50 g (5 cm) Gurke, der Länge nach halbiert und in Scheiben geschnitten
- 10 g Petersilie, nur Blätter
- 30 g Brie, in Stücke geschnitten
- Etwa 20 rote kernlose Trauben, halbiert
- 20 g Walnüsse, halbiert

Für das Dressing:

- 1 TL Sesamöl
- 1 TL natives Olivenöl
- Saft von ½ Limette
- ½ TL brauner Zucker
- ½ TL Salz

Zubereitung:

Grünkohl, Gurke und Petersilie auf einen Servierteller oder in eine Lunchbox geben. Den Brie, die Trauben und die Walnüsse darauf anrichten.

Alle Zutaten für das Dressing in eine kleine Schüssel (oder einen Topf mit Deckel) geben und miteinander vermengen. Wenn der Salat servierbereit ist, das Dressing darüber gießen.

Nicht gekochte Falafel BOX

Zubereitungszeit: 45 Minuten

Portionen: 4

Kalorien pro Portion: 387 kcal

Zutaten:

Für die Falafel:

- 80 g ungesalzene Pistazien ohne Schale
- 30 g Sesamkörner
- 1/4 TL gemahlener Kreuzkümmel
- 1/4 TL gemahlener Koriander
- 1/4 TL gemahlene Kurkuma
- 1/2 Knoblauchzehe, geschält und in Scheiben geschnitten
- 30 g glatte Petersilie
- Salz und frisch gemahlener schwarzer Pfeffer

Für die Tahini-Sauce:

- 2 EL Tahini
- 1 EL Essig
- Saft von 1/2 Zitrone
- 2 EL natives Olivenöl
- 1/2 Knoblauchzehe, geschält
- 30 g glatte Petersilie, grob gehackt
- 1 Prise Salz

Für den Petersiliensalat:

- 150 g Couscous
- Saft von 2 Zitronen
- 1 EL natives Olivenöl
- Salz und frisch gemahlener schwarzer Pfeffer
- 1/4 TL gemahlener Zimt
- 1/4 TL gemahlener Koriander
- 1 Prise gemahlene Nelken
- 1 Prise gemahlener Ingwer
- 4 Tomaten, fein gehackt
- 2 Frühlingszwiebeln, in feine Scheiben geschnitten
- 50 g Petersilie, Stiele entfernt, Blätter sehr fein gehackt

Zubereitung:

Um die Falafelbällchen herzustellen, alle Zutaten in einer Küchenmaschine pulsieren, bis grobes Paniermehl entsteht. Aus der Küchenmaschine gehäufte Teelöffel nehmen und durch Rollen in den Händen zu Kugeln formen. Beiseitestellen oder in einem Behälter mit Deckel kühl stellen, bis sie benötigt werden.

Für die Tahini-Sauce alle Zutaten in einen Mixer geben und pürieren, bis sie glatt sind. Falls nötig, etwas Wasser zum Verdünnen hinzufügen. Beiseitestellen oder in einem Behälter mit Deckel in den Kühlschrank stellen, bis sie benötigt werden.

Für den Petersiliensalat den Couscous in eine Schüssel geben und den Zitronensaft, das Olivenöl und viel Salz und Pfeffer hinzufügen. Alle Gewürze hinzufügen, dabei Vorsicht vor allem mit Zimt und Nelken. Umrühren und vermengen.

Mit genügend Wasser aufgießen, sodass der Couscous großzügig bedeckt ist. Etwa 10 Minuten ruhen lassen, bis das gesamte Wasser absorbiert und der Couscous angeschwollen und bissfest gekocht ist.

Während der Ruhezeit bei Bedarf immer wieder Wasser nachfüllen.
In der Zwischenzeit Tomate, Frühlingszwiebel und Petersilie miteinander vermischen. Den Salat mit dem würzigen Couscous mischen und die Aromen vor dem Servieren mindestens 5 Minuten lang verschmelzen lassen.

Wrap mit geröstetem Huhn und Pesto

Zubereitungszeit: 8 Minuten
Portionen: 4
Kalorien pro Portion: 404 kcal

Zutaten:

Für das Pesto:

- 50 g Rucola-Blätter
- 30 g Basilikumblätter
- 1/2 Knoblauchzehe, geschält und gehackt
- 1/2 TL Meersalz
- 50 g Pinienkerne
- 20 g Parmesankäse, fein gerieben
- 2 EL natives Olivenöl
- 1 Zitrone (Zitronensaft auspressen)

Für den Wrap:

- 1 weicher Tortilla Wrap
- 1 Handvoll Spinatblätter
- 1 kleines gebratenes Hähnchenbrustfilet (100 g), in Scheiben geschnitten

Zubereitung:

Rucola, Basilikum, Knoblauch und Meersalz in eine Küchenmaschine geben und zerkleinern. Die Pinienkerne und den Parmesan hinzufügen und erneut zerkleinern, wobei die Pinienkerne relativ grob bleiben.

Das Olivenöl und den Zitronensaft unterrühren. In ein geeignetes Gefäß umfüllen und die Aromen entwickeln lassen.

Für den Wrap, die Spinatblätter über das mittlere Drittel des Tortilla Wraps legen. Das Hühnerfleisch hinzufügen und das Pesto darübergießen. Dann die unteren 2 cm des Wraps umdrehen, eine Seite fest über die Füllung legen und den Rest des Wraps so eng wie möglich umrollen.

Fest in Frischhaltefolie einwickeln und bis zum Gebrauch kühlen.

Knusprige frittierte Oliven

Zubereitungszeit: 5 Minuten
Portionen: 2

Kalorien pro Portion: 343 kcal

Zutaten:

- 200 g grüne entkernte Oliven
- 1 Ei, geschlagen
- 50 g Paniermehl
- 1/2 TL gemahlene Kurkuma
- 1/2 TL Paprika
- 1 EL Olivenöl

Zubereitung:

Die Oliven auf Küchenpapier trocknen. Die geschlagenen Eier in eine flache Schüssel geben und Paniermehl, Kurkuma und Paprika in einer anderen Schüssel mischen.Die Oliven zuerst in den Eischnee tauchen und bestreichen und dann in dem Paniermehl wälzen.

Das Öl in einer breiten Pfanne bei mittlerer Hitze erhitzen. Wenn es heiß ist, die umhüllten Oliven dazugeben und überall goldbraun anbraten. Mit einem Schaumlöffel herausnehmen und vor dem Servieren auf Küchenpapier abtropfen lassen.

Schokoladen Matcha Energiekügelchen

Zubereitungszeit: 10 Minuten
Portionen: 10
Kalorien pro Portion: 111 kcal

Zutaten:

- 100 g weiche entsteinte Datteln

- 100 g Mandeln
- 50 g hochwertiges Kakaopulver
- 1 EL Matcha-Grünteepulver + mehr zum Bestreuen
- 2 EL Mandelmilch

Zubereitung:

Die Datteln und Mandeln in eine Küchenmaschine legen und verarbeiten, bis sie zu einer klebrigen Kugel zusammenkommen. Die Kugel mit einer Gabel aufbrechen und den Kakao, Matcha und Mandelmilch hinzufügen. Verrühren, bis sie eine große klebrige Kugel bilden.

Große gehäufte Teelöffel der Mischung aus Höhlen und zu kleinen, festen Kügelchen rollen. Diesen Vorgang wiederholen, bis 10-12 Kügelchen entstanden sind. Etwas mehr Matcha-Pulver abstauben. Diese Kügelchen sind bis zu zwei Wochen gekühlt haltbar.

Gefrorene Schoko-Trauben

Zubereitungszeit: 10 Minuten + Gefrierzeit
Portionen: 4
Kalorien pro Portion: 97 kcal

Zutaten:

- 50 g 70 % dunkle Schokolade
- 150 g rote kernlose Trauben

Zubereitung:

Ein Backblech mit einem Silikonblatt oder Backpapier auslegen.
Die Schokolade in kleine Stücke zerkleinern und in eine kleine hitzebeständige Schüssel geben. Eine kleine Pfanne mit Wasser leicht erhitzen und die Schüssel mit der Schokolade daraufsetzen. Darauf achten, dass die Schüssel das Wasser nicht berührt.

Die Schokolade erwärmen und umrühren, sodass sie langsam schmilzt, und von der Hitze nehmen, wenn noch einige Klümpchen übrig sind. Die Schokolade weiter umrühren, bis sie ganz geschmolzen ist (dies hilft, weiße Flecken oder Ausblühungen auf der Schokolade zu vermeiden).

Die Trauben nacheinander in die Schokolade tauchen, sodass sie zur Hälfte umhüllt sind und sofort auf das Backblech legen. Mit allen Trauben fortfahren.
Die Schokolade bei Raumtemperatur aushärten lassen, bevor sie in den Gefrierschrank kommt. Nach dem Einfrieren können die Trauben in einen geeigneten Gefrierbehälter gebracht werden.

In Portionen von 10-12 Trauben auf einmal servieren oder hineinreichen und bei Bedarf einige davon aufheben.

Menti-Snack

Zubereitungszeit: 15 Minuten
Portionen: 2
Kalorien pro Portion: 119 kcal

Zutaten:

- 2 Clementinen
- 10 g frischer Ingwer (1 Stück)
- 1 Stiel Minze
- 2 TL flüssiger Honig
- 300 g Joghurt (1,5% Fett)

Zubereitung:

Die Schale der Clementinen abschälen und die Fruchtfilets mit einem kleinen Messer einritzen und sie dann zwischen den Trennhäuten ausnehmen, dabei den Saft einfangen. Ingwer schälen und sehr fein hacken. Minze gründlich waschen, trocknen, Blätter abzupfen und in feine Streifen teilen.
Honig, Clementinen-Saft, Ingwer und Joghurt glattrühren, Clementinen-Filets unterziehen.
Clementinen-Joghurt auf 2 Schälchen verteilen und mit der Minze drapiert anrichten.
Bis zum Servieren kaltstellen.

Oliven Tapenade

Zubereitungszeit: 5 Minuten
Portionen: 4
Kalorien pro Portion: 132 kcal

Zutaten:

- 1 Knoblauchzehe, geschält und zerdrückt

- Schale und Saft von ½ Zitrone (in heißem Wasser gewaschen, um zuerst das Wachs zu entfernen)
- 1 EL Kapern, abgetropft
- 3 Sardellenfilets, abgetropft und grob gehackt
- 200 g entkernte grüne oder schwarze Oliven, abgetropft
- 2EL natives Olivenöl

Zubereitung:

Die Oliven auf Küchenpapier trocknen. Die geschlagenen Eier in eine flache Schüssel geben und das Paniermehl, Kurkuma und Paprika in eine andere Schüssel mischen.

Die Oliven zuerst in den Eischnee tauchen und bestreichen und dann in den Paniermehl wälzen.

Das Öl in einer breiten Pfanne bei mittlerer Hitze erhitzen. Wenn es heiß ist, die umhüllten Oliven dazugeben und überall goldbraun anbraten. Mit einem Schaumlöffel herausnehmen und vor dem Servieren auf Küchenpapier abtropfen lassen.

Quinoa mit Currygemüse

Zubereitungszeit: 40 Minuten
Portionen: 4
Kalorien pro Portion: 472 kcal

Zutaten:

- 200 g Quinoa

- 500 g Brokkoli (1 Brokkoli)
- 300 g Austernpilze
- 5 Frühlingszwiebeln
- 4 Schalotten
- 1 Daumen (5 cm) frischer Ingwer
- 1 Knoblauchzehe
- 2 EL Kokosöl
- 1 TL Kurkuma
- 1 TL indisches Currypulver
- 5 g Kokosblütenzucker (1 TL)
- 150 ml Kokosmilch
- Salz und Pfeffer
- 100 g Frischkäse
- 1 Mandarine (Saft)

Zubereitung:

Quinoa gemäß der Packung kochen. Währenddessen Brokkoli in Stifte schneiden und mit einem Dampfgarer 5 Minuten garen.

Pilze in kleine Stückchen und Frühlingszwiebeln in mundgerechte Scheiben schneiden. Schalotten, Ingwer und Knoblauch klein hacken und mit einem Esslöffel Öl in einem kleinen Topf bei mittlerer Hitze andünsten. Mit Kurkuma, Currypulver und Zucker vermengen und 2 Minuten lang karamellisieren lassen. Mit Kokosmilch abschmecken und 5-8 Minuten bei niedriger Hitze kochen.

Restliches Öl in eine Pfanne geben und Pilze sowie Frühlingszwiebeln 5 Minuten braten und mit Salz und Pfeffer abschmecken. Frischkäse und Mandarinensaft in die

Currysauce einrühren und schaumig vermengen. Danach mit Salz und Currypulver abschmecken.

Quinoa auf 4 Teller anrichten und mit Pilz-Zwiebel-Mischung, Brokkoli sowie Sauce angerichtet servieren.

Haselnuss Energie Riegel

Zubereitungszeit: 35 Minuten + Aushärtezeit
Portionen: 16
Kalorien pro Portion: 135 kcal

Zutaten:

- 50 g ungesalzene Erdnüsse
- 200 g Hafer
- Schale von 1 Zitrone (in heißem Wasser gewaschen, um zuerst das Wachs zu entfernen)
- 50 ml Olivenöl
- 30 g Butter
- 25 g dunkelbrauner Zucker
- 2 gehäufte Esslöffel (50 g) Reismalzsirup
- Saft von ½ Zitrone
- 50 g 70% dunkle Schokoladenstückchen

Zubereitung:

Eine 15 cm große quadratische Kuchenform leicht einfetten. Den Ofen auf 160 °C vorheizen.

Erdnüsse, Hafer und Zitronenschale in einer großen Schüssel vermengen.

In eine kleine antihaftbeschichtete Pfanne das Olivenöl, die Butter, den braunen Zucker, den Reismalzsirup und den Zitronensaft geben. Unter ständigem Rühren leicht erhitzen, bis die Butter geschmolzen ist und sich die Zutaten verbunden haben.

Vom Herd nehmen und über die Erdnuss-Hafermischung gießen. Weiter rühren, bis der Hafer vollständig umhüllt ist. Die Mischung in die vorbereitete Kuchenform ausschöpfen. Mit der Rückseite des Löffels ausgleichen und dabei fest nach unten drücken.

20 Minuten backen, bis die Masse gerade am Rand goldfarben ist. Aus dem Ofen nehmen, aber in der Form belassen.

Während die Energieriegel noch heiß sind, die Schokoladenstückchen darüber streuen und etwa 10 Minuten schmelzen lassen. Mit einem Messer die dunkle Schokolade gleichmäßig auf den Riegel verteilen und -- noch in der Form - abkühlen lassen, bis die Schokolade fest geworden ist.

Den ganzen Kuchen vorsichtig aus der Form nehmen und auf ein Schneidebrett legen. Mit einem sehr scharfen Messer in 16 Quadrate schneiden. Nach vollständigem Abkühlen bis zu 5 Tage in einem luftdichten Behälter aufbewahren.

Zubereitungszeit: 5 Minuten

Portionen: 2

Kalorien pro Portion: 138 kcal

Zutaten:

- 100 g Himbeeren (tiefgekühlt)
- 150 ml Sojadrink (Sojamilch)
- 300 ml Ananassaft
- Außerdem: Eiswürfel

Zubereitung:

Von den gefrorenen Himbeeren 2-3 für die Dekoration zurücklegen. Restliche Beeren mit Sojadrink und Ananassaft in ein geeignetes Rührgefäß einfüllen.

Mit einem Pürierstab zu einer homogenen glatten Masse zerkleinern. Die Eiswürfel in ein Glas füllen und den Drink darüber gießen.

Die beiseitegelegten Himbeeren auf den Drink drapieren und sofort genießen.

Orangen-Snack

Zubereitungszeit: 5 Minuten

Portionen: 2

Kalorien pro Portion: 50 kcal

Zutaten:

- 1/2 große Orange
- 2 1/2 schwarze Oliven
- 1/2 EL Olivenöl
- 1 EL Limettensaft
- Pfeffer

Zubereitung:

Orange schälen und dabei die weiße Haut vollständig entfernen. Orange in Scheiben aufschneiden und auf einen Teller auslegen. Oliven vierteln und auf die Orangenscheiben verteilen. Mit Öl, Limettensaft und Pfeffer abschmecken.

Roter Feigling

Zubereitungszeit: 20 Minuten

Portionen: 4

Kalorien pro Portion: 196 kcal

Zutaten:

- 100 g Rotkohl (1 Stück)
- 6 Feigen
- 2 Bananen
- 60 g Aroniabeere (4 EL)
- 200 g Joghurt (3,5% Fett)
- 45 g Akazienhonig (3 EL)

Zubereitung:

Rotkohl gründlich reinigen, abwaschen und in grobe Stücke teilen. Feigen putzen, gründlich waschen und in zwei Teile schneiden. Bananen aus der Schale befreien und in Stücke brechen.
Aroniabeeren verlesen und ebenfalls gründlich waschen.

Alles zusammen mit Joghurt und 350 ml Wasser in ein geeignetes Rührgefäß füllen und mit einem Pürierstab glatt pürieren.
Drink mit etwas Honig nach Geschmack versüßen und durch ein feines Sieb drücken, anschließend in Gläser aufteilen und genießen.

Sirt-Snack Deluxe

Zubereitungszeit: 25 Minuten + 90 Minuten
Portionen: 25
Kalorien insgesamt: 141 kcal

Zutaten:

- 100 g Walnusskerne
- 100 g getrocknete Feigen
- 1 Bio-Orange
- 80 g weiche Butter
- 100 g Vollrohrzucker
- 1 Prise Salz
- 2 Eier
- 150 g Weizen-Vollkornmehl
- 2 TL Weinstein-Backpulver
- 100 g gemahlene Haselnüsse

- 100 g getrocknete Cranberrys
- 1 TL Kakaopulver
- 1/2 TL Kardamom oder Zimt

Zubereitung:

Die Walnusskerne zu Mehl vermahlen. Feigen in kleine Würfel schneiden.
Orange heiß abwaschen und trocknen. Orangenschale fein in Zesten hobeln. Die Frucht aufschneiden und den Saft aus der Frucht pressen.
Butter, Zucker, Salz und Orangenschale mit einem Schneebesen gut verrühren.

Eier in die Masse einrühren. Mehl, Backpulver, Feigen, Nüsse, Cranberrys, Kakao und Kardamom zum Teig geben und gut verkneten. Den Teig auf ein mit Backpapier ausgelegtes Backblech setzen und mithilfe einer Frischhaltefolie zu einer Platte ausrollen.

Folie anschließend abnehmen und im vorgeheizten Backofen bei 180 °C (Umluft: 160 °C, Gas: Stufe 2 - 3) ca. 30 Minuten ausbacken.
Gebäckplatte noch heiß mit Orangensaft bestreichen, 5 Minuten einwirken lassen, dann in Riegel aufschneiden und auf dem Arbeitsbrett vollständig auskühlen lassen.

Chili-Zitronen-Oliven

Zubereitungszeit: 10 Minuten
Portionen: 2

Kalorien pro Portion: 110 kcal

Zutaten:

- 1 1/2 Stiel/e Oregano
- 1/2 Bio-Zitrone
- 1 getrocknete Chilischote
- 1/2 Glas entsteinte grüne Oliven
- 1 EL Olivenöl

Zubereitung:

Oregano waschen, trocken schütteln, Blättchen abstreifen. Bio-Zitrone heiß abwaschen, abtrocknen und die Schale fein in Zesten hobeln.
Frucht nochmals halbieren, ein Viertel auspressen.

Getrocknete Chilischote fein hacken. Oliven abgießen. Mit Oregano, Zitronenschale, -saft, Chili und 1 EL Olivenöl gründlich vermengen und servieren.

Gefülltes Rot

Zubereitungszeit: 15 Minuten + 5 Minuten
Portionen: 2
Kalorien pro Portion: 65 kcal

Zutaten:

- 360 g Tomaten (3 Tomaten)
- 200 g kleine Zucchini (1 kleine Zucchini)

- 2 TL milder Weißweinessig
- Salz, Pfeffer
- 1 TL ungeschälter Sesam
- 6 Stiele Minze

Zubereitung:

Tomaten abwaschen und quer durchschneiden. Stielansätze aus der Tomate ausschneiden.
Tomaten mit einem Teelöffel aushöhlen und das Fruchtfleisch auffangen.
Das Fruchtfleisch mit einem Löffel durch ein feines Sieb in eine Schüssel drücken, sodass das Tomatenmark übrigbleibt.

Zucchini gründlich abwaschen, putzen und in etwa 5 mm Stücke würfeln. Zucchiniwürfel in das passierte Tomatenfruchtfleisch einrühren. Essig, Salz und Pfeffer ebenfalls untermengen.

Sesam in einer kleinen beschichteten fettfreien Pfanne goldbraun rösten und unter die Zucchiniwürfel mengen.

Minze gründlich abwaschen, trocknen, Blätter vom Stiel zupfen und einige davon für die Deko zur Seite stellen.
Restliche Minze hacken und auch unter die Zucchiniwürfel heben.

Zucchiniwürfel mit Salz und Pfeffer abschmecken und die Tomatenhälften damit befüllen.
Die restlichen Minzblätter auf die Tomaten dekorativ streuen und genießen.

KiLiGra

Zubereitungszeit: 20 Minuten

Portionen: 2

Kalorien pro Portion: 213 kcal

Zutaten:

- 450 g große Kiwi (6 große Kiwi)
- 4 Limetten (davon 2 in Bio-Qualität)
- 350 g Granatapfel (1 Granatapfel)
- Außerdem: Eiswürfel

Zubereitung:

Die Kiwis dünn mit dem Sparschäler schälen und anschließend grob würfeln. Limetten heiß abwaschen und abtrocknen. Limetten aufschneiden und je eine Scheibe von den 4 Hälften schneiden, diese dann an die Seite legen. Alle Limetten kräftig auspressen.

Vom Granatapfel den Kelchansatz keilförmig ausschneiden. Die Frucht über eine Schüssel geben und mit etwas Druck aufbrechen, sodass die Granatapfelkerne in die Schüssel fallen.

Achtung, der Saft des Granatapfels färbt stark ab.

Kiwiwürfel und Limettensaft in ein geeignetes Rührgefäß füllen und mittels eines Pürierstabs glatt pürieren.

Eiswürfel im Ice Crusher sehr fein zermahlen und in 2 Gläser geben, die Limettenscheiben an den Glasrand stecken. Kiwi-Drink über das Eis gießen. Jeweils die Hälfte der Granatapfelkerne einrühren und sofort servieren.

Gemüsesticks zu Paprika-Quark-Dip

Zubereitungszeit: 15 Minuten
Portionen: 4
Kalorien pro Portion: 130 kcal

Zutaten:

- 1 kleine rote Paprikaschote
- 1/2 Bund Petersilie
- 500 g Magerquark
- Salz, Pfeffer
- 1 TL Zucker
- Paprikapulver edelsüß
- 1 EL Weinessig
- 4 Stangen Staudensellerie
- 1/2 Salatgurke
- 300 g Möhren

Zubereitung:

Paprika säubern, waschen und fein würfeln. Petersilie abwaschen, trocken klopfen, Blättchen von den Stielen streifen und hacken. Quark mit Salz, Pfeffer, Zucker, Paprikapulver und Essig würzen.
Paprikawürfel und Petersilie einrühren.

Sellerie und Gurke abwaschen und säubern. In je ca. 10 cm lange Sticks aufschneiden. Möhren abschälen, abwaschen und in Sticks schneiden. Gemüsesticks und Quark gemeinsam servieren.

Flip-Snack

Zubereitungszeit: 20 Minuten + 15 Minuten
Portionen: 20
Kalorien pro Portion: 100 kcal

Zutaten:

- 1/2 Orange
- 100 g ungesalzene Erdnusskerne
- 30 g Butter
- 30 g Vollrohrzucker
- 100 g Honig
- 150 g Vollkorn-Haferflocken
- 50 g Haferflakes
- 50 g Rosinen

Zubereitung:

Orange gut entsaften. Erdnüsse grob hacken.
Butter, Zucker und Honig in einem Topf schmelzen lassen, bis der Zucker zerlassen ist und karamellisiert.

1 TL Orangensaft, Haferflocken, Haferflakes und Nüsse zu der Zuckermasse geben und unter Rühren goldbraun karamellisieren.
Rosinen unterheben. Masse auf ein mit Backpapier ausgelegtes Backblech verteilen, ebenmäßig verstreichen und im vorgeheizten Backofen bei 150 °C (Umluft 130 °C, Gas: Stufe 1-2) auf mittlerer Schiene 10 - 15 Minuten backen.

Noch warme Gebäckplatte in Riegel aufschneiden, dann vollständig auskühlen lassen.

Selleriesticks mit Joghurt Dip

Zubereitungszeit: 5 Minuten
Portionen: 1
Kalorien pro Portion: 97 kcal

Zutaten:

- 200 g Bleichsellerie (Stangensellerie), roh
- 60 g Joghurt, Natur 1,8% Fett
- Frische Kräuter

Zubereitung:

Sellerie abbrausen und putzen, dann in Sticks zerschneiden. Joghurt nach Belieben mit Salz, Pfeffer und frisch gehackten Kräutern mischen und zu den Sticks reichen.

Grünkohl-Chips mit Erdnüssen

Zubereitungszeit: 30 Minuten

Portionen: 4

Kalorien pro Portion: 160 kcal

Zutaten:

- 200 g Grünkohl
- 50 ml Olivenöl
- Salz
- Paprikapulver edelsüß
- 25 g Erdnüsse

Zubereitung:

Grünkohl säubern, abwaschen und in grobe Stücke rupfen. Grünkohl und Olivenöl in einer Schüssel gut vermengen. Mit Salz und Paprikapulver abschmecken.
Auf einem mit Backpapier ausgelegten Backblech gut verteilen und im vorheizten Backofen - E-Herd: 125 °C/ Umluft: 100 °C, 25 - 30 Minuten knusprig backen.

Erdnüsse hacken. Grünkohl aus dem Ofen holen und mit gehackten Nüssen ausstreuen.

Grüner Röstsnack

Zubereitungszeit: 5 Minuten

Portionen: 1

Kalorien pro Portion: 255 kcal

Zutaten:

- 250 g Brokkoli
- 2 EL Olivenöl
- 2 Knoblauchzehen
- 1 Prise Meersalz (Fleur de sel)

Zubereitung:

Brokkoli gründlich waschen und in Röschen vom Stiel abschneiden. Röschen abtrocknen.
Knoblauch häuten und in feine Scheiben aufschneiden.

Olivenöl in der Pfanne zerlassen und den Brokkoli mit Knoblauch scharf braten und dabei immer wieder gut durchrühren, damit nichts anbrennt. Brokkoli auf einen Teller drapieren und mit Salz und Kräutern nach Wahl angerichtet servieren.

Rote Pseudofilethäppchen

Zubereitungszeit: 40 Minuten
Portionen: 4
Kalorien pro Portion: 73 kcal

Zutaten:

- 2 rote Beete Kugeln á 150 g
- 4 Radieschen
- 40 g Rucola
- Meersalz (Fleur de sel)
- Pfeffer

- Muskat
- 1 EL Balsamicoessig
- 2 EL Olivenöl

Zubereitung:

Rote Beete in einen Topf geben, vollständig mit Wasser auffüllen und für etwa 20 - 30 Minuten garen, bis sie al dente sind. Anschließend die Haut abziehen und in sehr dünne Scheiben aufschneiden.

Rucola gründlich waschen und abtrocknen lassen. Radieschen putzen und in dünne Scheiben filetieren.

Olivenöl, Balsamicoessig, Salz und Pfeffer in eine Schüssel glattrühren und abschmecken. Frisch geriebene Muskatnuss einreiben und gründlich verrühren.

Rote Beete auf vier Teller auslegen und mit der Balsamicomischung beträufeln. Radieschen und Rucola dekorativ auf die Rote-Beete-Filets drapieren und servieren.

Gurken- und Paprikaschiffchen mit Schafskäse-Schnittlauch-Mousse

Zubereitungszeit: 20 Minuten
Portionen: 4
Kalorien pro Portion: 270 kcal

Zutaten:

- 200 g Schafskäse
- 200 g Buttermilch-Frischkäse (6 % Fett)
- 100 g Schlagsahne
- 1 Bund Schnittlauch
- Salz
- weißer Pfeffer
- 1/2 Salatgurke
- 1 rote Paprikaschote
- Endiviensalat

Zubereitung:

Schafskäse mit einer Gabel zu Brei drücken, Frischkäse und Schlagsahne einrühren.
Schnittlauch abwaschen, abtrocknen und in Ringe zerschneiden. Etwas zum Garnieren zur Seite legen, Rest unter die Käsemousse heben. Mit Salz und Pfeffer würzen.

Salatgurke waschen, putzen, einmal waagerecht und einmal der Länge nach halbieren und aushöhlen.

Paprika säubern, waschen und in 8 Spalten zerschneiden.
Mousse in einen Spritzbeutel mit Lochtülle füllen. Gemüse damit spiralförmig aufspritzen.
Mit beiseitegelegtem Schnittlauch einstreuen. Mit Endiviensalat anrichten.

Der SIRT-Diät Plan ist ein mehrwöchiger Plan, in dem du zu jeder Mahlzeit SIRT-Lebensmittel zu dir nimmst. An den ersten beiden Tagen jeder Woche begrenzt du deine Kalorien auf 800 pro Tag. Für die restlichen fünf Tage der Woche verbrauchst du etwa 1500 cal pro Tag. Verliere bis zu 2 kg pro Woche und werde schlanker und fitter, während du Fett verbrennst, Muskeln gewinnst und Gewicht verlierst.

Das Prinzip des Ernährungsplans ist folgendermaßen aufgebaut: du erhältst vier vollständige Wochenmenüs, die du nach Belieben verändern kannst.

Beispiel: Dir gefällt Wochenplan 1, aber am Ende der Woche wünscht du dir lieber, mit Wochenplan 3 weiter zu machen, dann kannst du dies ganz einfach tun. Deiner Kreativität sind hier keine Grenzen gesetzt. Fühl dich frei, die Pläne so zu verändern, dass diese auf dich maßgeschneidert werden. Doch achte unbedingt darauf: wenn du einen Tagesplan von Montag tauschen möchtest, solltest du diesen mit einem anderen Montagsplan auswechseln. Nur so bleibst du dem Prinzip des SIRT-Plans treu und erreichst deine Ziele effizienter.

Darüber hinaus liegt es hierbei an dir, über wie viele Wochen du mit der SIRT-Lebensweise beginnen möchtest: Willst du von Anfang an durchstarten und kannst du dich über einen längeren Zeitraum motivieren, dann kannst du alle vier Wochenpläne verfolgen. Auf der anderen Seite ist auch jeder Anfang schwer: Solltest du gegen Ende der ersten Woche schon feststellen, dass du vier Wochen vorerst nicht einhalten wirst, dann begrenze deinen Kickstart-Ernährungsplan auf zwei Wochen.

Somit konditionierst du dich eigenständig und kannst dir immer wieder sagen: Ich muss nur noch zwei Wochen aushalten. Das Schöne an dieser Vorgehensweise ist: Je länger du durchhältst, desto einfacher wird es dir fallen, sich an die SIRT-Ernährungsweise zu halten. Und weißt du, was noch schöner ist? Je mehr Tage du dich an SIRT´s gewöhnt hast, desto weniger kannst du ohne Sirtfoods. Du wirst schnell bemerken, wie du dich an diese SIRT´s gewöhnst und eine Ernährung ohne diese nicht mehr denkbar wird.

Denn das Geheimnis ist die Vielfalt: Es gibt so viele verschiedene Sirtfoods, dass wirklich für jeden etwas dabei ist. Also zögere nicht und lege direkt los. Es liegt in deiner Hand, wie du die nächsten 2-4 Wochen strukturieren möchtest. Doch was passiert, wenn du vier Wochen erfolgreich bewältigst und dein Zielgewicht erreicht hast? Na ganz einfach: weitermachen! Lass die Sirtfoods Teil deines Lebens werden und etabliere damit einen neuen Lebensstil. Du kannst mit Hilfe der hier präsentierten Rezepte deinen eigenen Ernährungsplan zusammenstellen und dich individuell leiten lassen. Lebe ein gesundes Leben und stecke andere damit an. Jeder wird es dir danken.

Das Grundkonzept sieht so aus:

Wochenplan						
Tag 1	**Tag 2**	**Tag 3**	**Tag 4**	**Tag 5**	**Tag 6**	**Tag 7**
Auftak t	Auftak t					

Etwa 800 kcal	Etwa 800 kcal	Etwa 1.500 kcal	Etwa 1.500 kcal	Etwa 1.500 kcal	Etwa 1.500 kcal	Etwa 1.500 kcal
3 leichte Mahlzeiten	3 leichte Mahlzeiten	3 leichte Mahlzeiten und 2 Snacks	3 leichte Mahlzeiten und 2 Snacks	3 leichte Mahlzeiten und 2 Snacks	3 leichte Mahlzeiten und 2 Snacks	3 leichte Mahlzeiten und 2 Snacks
Mindestens 3 SIRT-Portionen pro Mahlzeit				Mindestens 3 SIRT-Portionen pro Mahlzeit und 1 SIRT-Portion pro Snack		

SIRT-Ernährungsplan Woche 1

Tag 1	Tag 2	Tag 3	Tag 4
Grüner Saft	Wassermelonen-saft	SIRT-Fruchtsalat	Johannisbeere und Haferstrudel
		Hasel nuss Energie Riegel	Kurkuma und gebratene Nüsse
Granatapfel, Feta und Wallnusssalat	Thai-Spinat Suppe	Sesam Chicken Salat	Geräucherter Lachs und Kartoffelsalat
		Oliven Tapenade	Gefrorene Schoko-Trauben
Blumenkohl-curry	Kurkuma Garnelen	Cremige Fischpastete	Chicken mit Pesto Kruste

Tag 5	Tag 6	Tag 7
Grünes Omelette	Apfelpancakes mit Johannisbeeren-Kompott	Schoko Müsli
Haselnuss Energie Riegel	Wasabi Bohnen	Knusprige frittierte Oliven
Miso-Suppe	Sojaüberzogener Lachs	Chicken mit Zitrone und Oliven

Schokoladen Matcha Energiekügelchen	Gefrorene Schoko-Trauben	Miso-Suppe
Spinat und Feta Quiche mit Buchweizen Kruste	Grüner Käse-Nudelauflauf	Mini Putenburger mit Petersiliensalat

SIRT-Ernährungsplan Woche 2

Tag 1	Tag 2	Tag 3	Tag 4
Grüntee Smoothie	Grünkohl Johannisbeere Smoothie	Blaubeere Smoothie	Grüntee Smoothie
		Blumenkohl Curry	Kurkuma und gebratene Nüsse
Scharfer Bohnen Burger mit Spinatsalat	Griechischer Salat Spieße	Gewürzter Lachs mit Kartoffeln und Rukola	Gemüsepfanne mit schwarze-Bohnen-Sauce
		Miso Suppe	Knusprige frittierte Garnelen
Sojaüberzogener Lachs	Kurkuma Garnelen	Tandoori Chicken und Bohnen	Cremige Fischpastete

Tag 5	Tag 6	Tag 7
Blaubeere Kokos Schmoothie	Blaubeere Smoothie	Grünes Omelette
Gefrorene Schoko-Trauben	Kurkuma mit gebratenen Nüssen	Blumenkohl Curry
Rindfleisch und Brokkoli	Grünkohl und Tomaten-Pasta	Chicken mit Zitrone und Oliven
Thai-Spinat-Suppe	Oliven Tapenade	Curry und Reis
Grüner Käse Nudelauflauf	Grüner Käse-Nudelauflauf	Mini Putenburger mit Petersiliensalat

SIRT-Ernährungsplan Woche 3

Tag 1	Tag 2	Tag 3	Tag 4
Blaubeere Smoothie	Blaubeere Kokos Smoothie	Grüntee Smoothie	Granatapfel Smoothie

		Gefrorene Schoko-Trauben	Oliven Tapenade
Eier Florentiner	Wrap mit geröstetem Huhn und Pesto	Teriyaki Lachs mit chinesischem Gemüse	Nicht gekochte Falafel BOX
		Miso Suppe	Blumenkohl Curry
Granatapfel Feta Walnusssalat	Scharfer Bohnen Burger mit Spinatsalat	Mini Puten Burger mit Petersiliensalat	Grüner Käse-Nudelauflauf

Tag 5	Tag 6	Tag 7
Grünkohl Johannisbeere Smoothie	Johannisbeere und Hafer-Strudel	Grüner Saft
Granatapfel Feta Walnusssalat	Miso-Suppe	Kurkuma Garnelen
Grünkohl Suppe mit Süßkartoffeln	Eintopf mit Grünkohl	Nudelsalat
Thai-Spinat Suppe	Haselnuss Energie Riegel	Wasabi Bohnen
Scharfer Bohnen Burger mit Spinatsalat	Tandoori Chicken und Bohnen	Cremige Fischpastete

SIRT-Ernährungsplan Woche 4

Tag 1	Tag 2	Tag 3	Tag 4
Blaubeere Smoothie	SIRT Fruchtsalat	Grünkohl Johannesbeere Smoothie	Blaubeere Smoothie
		Kurkuma und gebratene Nüsse	Oliven Tapenade
Brie und Traubensalat BOX	Gewürztes Huhn BOX	Quinoa mit Currygemüse	Buchweizen mit Brokkoli und Ei
		knusprige frittierte Oliven	Wasabi Bohnen

Miso-Suppe	Granatapfel Feta Walnusssalat	Rindfleisch und Brokkoli	Grünkohl und Tomaten-Pasta

Tag 5	Tag 6	Tag 7
Grüntee Smoothie	Grüner Saft	SIRT Fruchtsalat
Haselnuss Energie Riegel	Oliven Tapenade	Wasabi Bohnen
Basmatireis mit Süßkartoffeln und Curry	Sesam Chicken Salat	Geräucherter Lachs und Kartoffelsalat
Kurkuma und gebratene Nüsse	Gefrorene Schokoladen-Trauben	Schokoladen Matcha Energiekügelchen
Teriyaki Lachs mit chinesischem Gemüse	Curry und Reis	Mini Puten Burger mit Petersiliensalat

Abschließende Worte

Nun sind wir am Ende angekommen und du hast viel über die Sirtfood-Diät erfahren und gleichzeitig 130 leckere Rezepte mit auf dem Weg bekommen. Wie du nun weißt, kann man die Sirtfood-Diät ohne hungern und mit sehr viel Genuss durchführen. Du nimmst bis zu 3 Kg in der Woche ab und musst dabei nicht einmal auf Rotwein oder Schokolade verzichten. Vorbei sind die Zeiten der eintönigen Gemüsebeilagen und der immer gleichen Salate. Die Sirtfoods bieten abwechslungsreiche und leckere Kreationen, so das wirklich für jeden Geschmack etwas dabei ist.

Du kannst also mit Fug und Recht behaupten, dass diese Diät und dieses Buch dich einen gewaltigen Schritt näher an dein Wunschgewicht bringen werden. Doch was ich dir zum Abschluss noch mitgeben möchte, ist dass es bei der Sirtfood-Diät nicht nur primär um Gewicht verlieren geht, sondern auch darum deine allgemeine Gesundheit und dein

Wohlbefinden zu verbessern. Denn am Ende des Tages führt die Ernährungsumstellung durch die Sirtfood-Diät nicht nur zu einer Gewichtsreduktion, sondern zu einem langlebigen gesunden Leben und einer Krankheitsresistenz. Das wünsche ich mir für jeden meiner Mitmenschen und natürlich an diejenigen, die dieses Buch erworben haben.

Mir ist besonders viel daran gelegen, andere darin zu bestärken, sich gesund zu ernähren und eine nachhaltige Entscheidung für ihr Leben zu treffen. Ich danke meinen beiden Kindern K. und L., dass sie mich ermutigt haben dieses Buch zu schreiben. Ein besonderer Dank geht an meinen Mann, der mich dabei unterstützt hat, meiner Berufung nach zu gehen. Nun sind wir am Ende angekommen und natürlich auch einen ganz lieben Dank an DICH, der mein Buch gekauft hat. Ich hoffe mein Ratgeber kann dir einen Mehrwert liefern und war die Investitionen wert. Denn es liegt mir sehr am Herzen meine Leserschaft zufrieden zu stellen und deshalb würde ich dich abschließend noch gerne um eine Rezension bei Amazon bitten.

Für Lob, konstruktive Kritik, Anregungen und dein ehrliches Feedback, bin ich natürlich sehr dankbar.

Wenn du Lust auf mehr Gesundheit hast, dann besuche mich auf meiner Website unter folgender Adresse: www.healthylife-gesuenderleben.de

Dort kannst du dich eintragen und meinen acht Wochen Newsletter abonnieren, wo ich dir jede Woche 3 magische Gesundheitstipps per Mail schicke. Dort kannst du dich auch in die Testleserschaft eintragen, wo du meine neuesten Bücher

vorab kostenlos lesen kannst. Besuche mich auch gerne auf meiner Facebook-Seite:
www.facebook.com/SilkevonDornbusch

Ich wünsche dir viel Spaß, bei der Sirtfood-Diät und viel Freude bei den Rezepten!

Liebe Grüße
Eure Silke

Über den Autor

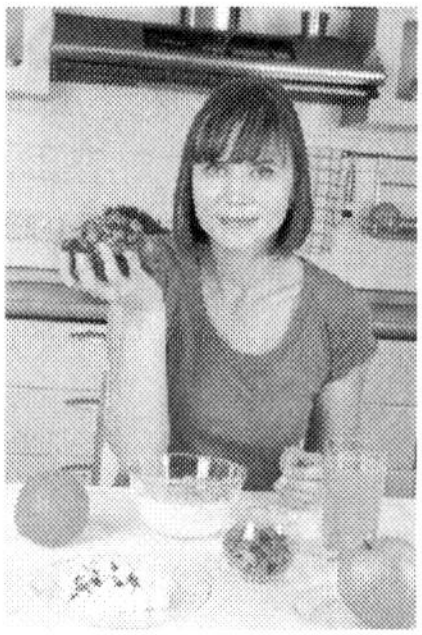

Seit diesem Jahr habe ich mich entschlossen Autorin von Kochbüchern zu werden, da ich von Kindesbeinen begeistert von nachhaltiger, gesunder Kost bin. Ich liebe die vegetarische Küche und koche für mein Leben gern - sehr zur Freude der Familie! Die Liebe zu knackigem Gemüse und aromatischen Kräutern bekam ich bereits in die Wiege gelegt. Denn mein Vater - ein begeisterter Hobbygärtner - versorgte die Familie stets mit allerlei frischem Grün aus dem eigenen Garten. Jetzt möchte ich meinen Erfahrungsschatz als Kochbuchautorin zu Papier bringen und anderen eine gesunde und leckere Lebensweise vermitteln. Ich hoffe euch einen

Mehrwert zu liefern und meinen Teil dazu beizutragen, dass sich mehr Menschen gesund ernähren und langes Leben leben.

Haftungsausschluss

Die Umsetzung aller enthaltenen Informationen, Anleitungen und Strategien dieses Buchs erfolgt auf eigenes Risiko. Für etwaige Schäden jeglicher Art kann der Autor aus keinem Rechtsgrund eine Haftung übernehmen. Für Schäden materieller oder ideeller Art, die durch die Nutzung oder Nichtnutzung der Informationen bzw. durch die Nutzung fehlerhafter und/oder unvollständiger Informationen verursacht wurden, sind Haftungsansprüche gegen den Autor grundsätzlich ausgeschlossen. Ausgeschlossen sind daher auch jegliche Rechts- und Schadensersatzansprüche. Dieses Werk wurde mit größter Sorgfalt nach bestem Wissen und Gewissen erarbeitet und niedergeschrieben. Für die Aktualität, Vollständigkeit und Qualität der Informationen übernimmt der Autor jedoch keinerlei Gewähr. Auch können Druckfehler und Falschinformationen nicht vollständig ausgeschlossen werden. Für fehlerhafte Angaben vom Autor kann keine juristische Verantwortung sowie Haftung in irgendeiner Form übernommen werden.

Urheberrecht

Impressum:

1. Auflage

Kontakt: Manuel Maye/Höhenstr.6/40227

Düsseldorf/manuel.maye@web.de

Printed in Germany
by Amazon Distribution
GmbH, Leipzig

22139608R00130